常见病症古代名家医案选评丛书

总主编　盛增秀

盛增秀全国名老中医药专家传承工作室
组织编写

头痛医案专辑

冯丹丹　编撰

人民卫生出版社

图书在版编目（CIP）数据

头痛医案专辑／冯丹丹编撰.—北京：人民卫生
出版社,2018

（常见病症古代名家医案选评丛书）

ISBN 978-7-117-27058-8

Ⅰ.①头… Ⅱ.①冯… Ⅲ.①头痛－中医治疗法－医
案－汇编 Ⅳ.①R277.710.41

中国版本图书馆 CIP 数据核字（2018）第 266834 号

人卫智网	**www.ipmph.com**	**医学教育、学术、考试、健康，**
		购书智慧智能综合服务平台
人卫官网	**www.pmph.com**	**人卫官方资讯发布平台**

头痛医案专辑

编　　撰：冯丹丹

出版发行： 人民卫生出版社　（中继线 010-59780011）

地　　址： 北京市朝阳区潘家园南里 19 号

邮　　编： 100021

E - mail： pmph @ pmph.com

购书热线： 010-59787592　010-59787584　010-65264830

印　　刷： 三河市博文印刷有限公司

经　　销： 新华书店

开　　本： 850×1168　1/32　**印张：** 8

字　　数： 130 千字

版　　次： 2018 年 12 月第 1 版　2018 年 12 月第 1 版第 1 次印刷

标准书号： ISBN 978-7-117-27058-8

定　　价： 32.00 元

打击盗版举报电话：010-59787491　E - mail：WQ @ pmph.com

（凡属印装质量问题请与本社市场营销中心联系退换）

常见病症古代名家医案选评丛书编委会

总 主 编　盛增秀

副总主编　江凌圳　竹剑平　王　英

编　　委（以姓氏笔画为序）

王　英　白　钰　冯丹丹

朱杭溢　竹剑平　庄爱文

江凌圳　李荣群　李晓寅

沈钦荣　陈永灿　高晶晶

盛增秀

学术秘书　庄爱文

本案由本书编委、知名书法专家沈钦荣题录

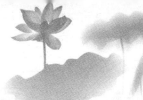

总　序

　　近代国学大师章太炎尝谓："中医之成绩，医案最著。欲求前人之经验心得，医案最有线索可寻，循此钻研，事半功倍。"清代医家周学海也曾说过："宋以后医书，唯医案最好看，不似注释古书之多穿凿也。每部医案中，必有一生最得力处，潜心研究，最能汲取众家之所长。"的确，医案是历代医家活生生的临证记录，最能反映各医家的临床宝贵经验，堪称浩瀚祖国医学文献中的宝中之宝，对临证很有指导意义和实用价值。如清代温病学大家吴鞠通所撰《温病条辨》，他将散见于叶天士《临证指南医案》中有关温病的理、法、方、药和经验，列成条文的形式，汇入该书之中。据不完全统计，《温病条辨》从《临证指南医案》的处方或加以化裁的约90余方，如桑菊饮、清宫汤、三香汤、椒梅汤等均是。举此一端，足见前人医案对后世影响之深远。众所周知，中医有关医案的文献资料极其丰富多彩，其中不乏医案专著，但自古迄今，国内尚缺乏一套集常见病症古代名家医案于一体并加以评议发挥的系列丛书，因而给查阅和临床参考应用带来不便，以致传统医案精华未能得到充分利用。有鉴于此，我们在深入调研、广搜文献资料基础上，精选清末（1911年）以前（个别是清末民初）名家的医案，并加以评议，编写了一套《常见病症古代名家医案选评丛书》。

本套系列丛书，以每一病症为一单元而编成专辑，包括中风、眩晕、泄泻、肿胀、瘟疫、咳嗽、哮喘、不寐、痹证、胃脘痛、惊悸、黄疸、胸痹、头痛、郁证15个专辑，堪称鸿篇巨制，蔚为大观。

本丛书体例以病症为纲，将名家医案分类后归入相应专辑，每案注明出处，"评议"务求客观准确，且融以编者的心得体会和临床经验，着力阐发辨证施治要点，辨异同，明常变，有分析，有归纳，使人一目了然，从中得到启发。

丛书由全国名老中医药专家盛增秀任总主编。所在单位浙江省中医药研究院系浙江省中医药文化重点学科建设单位，又是国家中医药管理局中医文献学重点学科建设单位。大多数编写人员均长期从事文献整理研究工作，既往对古代医案的整理研究已取得了较大成绩，曾出版《重订王孟英医案》《赤厓医案评注》等书，受到读者欢迎。

本丛书具有以下几个特点：

一是本着"少而精"的原则，主要选择内科临床常见病症予以编写，这样能突出重点，实用性强。

二是本书是系列丛书，每一病症单独成册（专辑），读者既可购置全套，又可根据需求选购一册。

三是全书每则医案加"评议"，有分析，有发挥，体现出继承中有发扬，整理中见提高。

医案在很大程度上反映一个医生的技术水平和治学态度。时下，不少医生书写医案粗枝大叶，不讲究理、法、方、药的完整性和一致性。更有甚者，有些医生处方东拼西凑，喜欢开大方、开贵重药品，有失配伍法度。本丛书所选名家医案，对读者临证书写医案有重要的指导和借鉴作用，有利于提高诊疗能力和学术水平。此外，也为教学、科研和新药的开发提供珍贵的参考文献。

限于水平，书中缺点和不足之处在所难免，祈求读者指正。

盛增秀全国名老中医药专家传承工作室

2018 年 11 月

前　言

　　头痛是临床十分常见的一种病症，古代医家在漫长的临床实践中，对头痛病因、病机的认识不断深入，积累了丰富的治疗经验，这宝贵的不传之秘，许多都隐藏在其医案著述中。笔者本着"少而精"的原则，从众多的古代头痛医案中，选择其中典型案例，或辨证独具慧眼，或用药匠心独运，或案例罕见，或效果显著，对今天临床有启示和借鉴作用者，予以评议。兹将编写中的有关问题，概述如下：

　　一、每则医案的标题系编者所加，系针对该案的病因、病机和治法等加以提炼而成，旨在提挈其要领，突出其特色，起到提示作用。

　　二、每案先录原文，并标明出处。根据编写者的学习心得，结合临床体会，对该案进行评议，也有数案同议者，力求评析精当，旨在阐发辨证施治要点和处方用药的特色，辨异同，明常变，有分析，有归纳，让人一目了然，从中得到启迪。

三、对少数难读难解的字和词予以注释、注音，解释力求准确妥帖，文字简洁明白，只注首见处，复出者恕不再注。

四、由于所辑医案时代跨度较大，其作者生活的地点亦不相同，因此对于同一药物，称谓不甚统一，为保存古书原貌，不用现代规范的药名律齐。

五、文末附本丛书编委所撰论文 1 篇，希冀帮助读者对头痛医案的理解，以供参考。

六、古代医案中有些药物如犀角、虎骨等现在已禁用或不用，读者可寻求替代品，灵活变通为是。

最后需要说明的是，古医籍中头风、头重、头胀在症状、病因、病机和治法上，与头痛常互相关联，故将其有关医案附见于本专辑中。

诚然，笔者在编撰本书时花了很多精力，力求保证书稿的质量，但限于水平，书中缺点和不足之处在所难免，敬请指正。

冯丹丹

2018 年 11 月

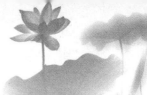

目　录

顺气和中汤治气虚头痛误汗验案

杨参谋名德，字仲实，年六十一岁。壬子年二月间，患头痛不可忍，昼夜不得眠，郎中曹通甫邀予视之。其人云：近在燕京，初患头昏闷微痛，医作伤寒解之。汗出后，痛转加，复汗解，病转加而头愈痛，遂归。每过郡邑，召医用药一同，到今痛甚不得安卧，恶风寒而不喜饮食。诊其六脉弦细而微，气短而促，语言而懒。《内经》云：春气者病在头。年高气弱，清气不能上升头面，故昏闷。此病本无表邪，因发汗过多，清阳之气愈亏损，不能上荣，亦不得外固，所以头苦痛而恶风寒，气短弱而不喜食，正宜用顺气和中汤。此药升阳而补气，头痛自愈。

顺气和中汤：黄芪一钱半　人参一钱　甘草炙，七分　白术　陈皮　当归　白芍各五分　升麻　柴胡各三分　细辛　蔓荆子　川芎各二分

上㕮咀，作一服，水二盏煎至一盏，去渣温服，食后服之。一服减半，再服全愈。（《卫生宝鉴》）

❀【评议】《黄帝内经》云："阳气者，卫外而为固也。"本例为气虚头痛，前医作表证而误汗，日见增剧。气虚不能上荣而头痛昏闷，不能外固而兼恶寒，幸得及时救误，予顺气和中汤升阳补气，药证相

应，遂得痊愈。方中细辛、蔓荆子、川芎几味，辛温轻浮，清利头窍，为引经之药。

❀ 脾胃虚致头痛案 ❀

一妇人因劳耳鸣，头痛体倦，用补中益气加麦门、五味而痊。三年后得子，因饮食劳倦，前症益甚，月经不调，晡热内热，自汗盗汗，用六味地黄丸、补中益气汤顿愈。《经》云：头痛耳鸣，九窍不利，肠胃之所生也。故脾胃一虚，耳目九窍皆为之病。（《校注妇人良方》）

❀【评议】 薛氏擅长温补脾胃，于此案可见一斑。病妇本有气虚之证，产后劳倦，清阳之气愈加亏虚，并兼见肾阴不足之月经不调、晡热内热、自汗盗汗等症，故薛氏用六味、补中应手而愈。

❀ 妇人两眉棱痛后及太阳验案 ❀

一妇人两眉棱痛，后及太阳，面青善怒，此肝经风热之症，用选奇汤合逍遥散加山栀、天麻、黄芪、半夏、黄芩而愈。此症失治，多致伤目，或两耳出脓则危矣。（《校注妇人良方》）

◉【评议】 肝脉从目系上额，肝经风热上壅，则眉棱痛。选奇汤出自《兰室秘藏》，主治风热上犯，眉棱骨痛不可忍。《难经》曰：肝外症，面青善怒。薛氏加用逍遥散等味应手取效，并指出"此症失治多伤目，或两耳出脓则危"。然眉棱痛一症非独肝经风热，可有肝火上炎、风痰上攻、湿气内郁、肝经血虚等诸证。故临证之顷，须圆机灵变，不可拘泥。

🏵 产妇气虚兼阳虚头痛验案 🏵

一产妇患头痛，日用补中益气汤，不缺已三年矣。稍劳则恶寒内热，为阳气虚，以前汤加附子一钱，数剂不发。(《校注妇人良方》)

◉【评议】 《黄帝内经》云："损者益之""劳者温之"。此案为阳气虚而头痛，故用温补升阳的补中益气汤而安。

🏵 产后头痛面青验案 🏵

一妇人，产后头痛面青二年矣，日服四物等药。余谓肾水不能生肝木而血虚，用六味丸加五味子，两月而痊。(《校注妇人良方》)

🌸【评议】 产后头痛，多为《圣济总录·产后门》所谓的"产后气血虚损，风邪客搏阳经，注于脑络，不得疏通"所致，而本案却又有面青之症，显为肝血失养，肾水不荣，故用六味丸加五味子获愈。

🌸 三阳蓄热致头痛验案 🌸

一僧三阳蓄热，常居静室，不敢见明，明则头痛如锥，每置冰于顶上，不能解其热，诸医莫辨。用吐、汗、下三法治之，又以凉药清镇之而愈。（《名医类案》）

🌸【评议】 "三阳蓄热"一句，病机已明。此案治法秉承《儒门事亲》，为张子和汗、吐、下并用之法。清代王孟英对此每多赞誉，谓"自古以来，善治病者，莫如戴人"。

🌸 头痛刺足阳明脉验案 🌸

菑川王病，召臣意诊脉。曰：蹶①上为重，头痛身热，使人烦满。臣意即以寒水拊②其头，刺足阳明

---

① 蹶（jué）：折损。
② 拊：古同"抚"，安抚。

脉左右各三所，病旋已。病得之沐发未干而卧。诊如前，所以蹶，头热至肩。(《名医类案》)

🌸【评议】　本案为《史记·扁鹊仓公列传》所载的淳于意诊案。病起于沐发未干而卧，湿邪内侵，郁而化热，逆行于上，而现头痛、身热、烦满诸症。故治以针足阳明以泄逆行之热，寒水拊头行物理降温，头痛之症霍然而愈。其察证之分明，治法之精妙，着实令人钦佩。

🌸 气海、三里穴过灸致头痛案 🌸

一人稚年气弱，于气海、三里穴时灸之。及老成热厥头痛，虽严冬喜朔风吹之，其患辄止，少处暖及近烟火，其痛辄作，此灸之过也。东垣治以清上泻火汤，寻①愈。(《名医类案》)

🌸【评议】　清上泻火汤由荆芥穗、川芎、蔓荆子、当归、苍术、黄连、生地黄、藁本、生甘草、升麻、防风、黄柏、炙甘草、黄芪、黄芩、知母、羌活、柴胡、细辛、红花组成，主治热厥头痛，其证特点为得寒而止，遇热则作。能识其证为过用灸法而致，实为东垣高明之处。

---

① 寻：顷刻，不久。

鼻饮法治疗头痛验案

近代曹州观察判官申光逊，言家本桂林，有官人孙仲敖寓居于桂，交广人也，申往谒之，延于卧内，冠簪相见。曰：非慵于巾栉也，盖患脑痛尔。即命醇酒升余，以辛辣物泊胡椒、干姜等屑，仅半杯，以温酒调。又于枕函中取一黑漆筒，如今之笙项，安于鼻窍，吸之至尽，方就枕，有汗出表，其疾立愈。盖鼻饮，蛮獠①之类也。（《名医类案》）

【评议】 鼻饮这种奇特的给药方法，是由古代百越先民创造并为岭南民间广为采用。此法与中医中以鼻给药的鼻疗法类似，其医疗价值不可忽视，它包含物理降温和黏膜给药等科学因素，可用以治疗鼻病、喉病、呼吸系统病症。《金匮要略》所云："头痛鼻塞而烦，其脉大，自能饮食，腹中和无病，病在头中寒湿，故鼻塞，纳药鼻中则愈。"此案合用鼻饮之法取效，令人拍案称奇。

首风以龙脑芎犀丸验案

吕元膺诊一贵者，两寸俱浮弦。夫浮为风，弦为

_____

① 蛮獠：古代北方人对古代南方少数民族的蔑称。

痛，且两寸属上部。告之曰：明公他无所苦，首风乃故病也。盖得之沐而中风，当发先一日则剧，剧必吐而后已。渠曰：然。余少年喜沐，每迎风以晞发，故头痛之疾因之而起，诚如公言。乃制龙脑芎犀丸，遂瘳。（《名医类案》）

❀【评议】《素问·风论》："新沐中风，则为首风……首风之状，头面多汗，恶风、当先风一日，则病甚，头痛不可以出内，至其风日，则病少愈。"龙脑芎犀丸载于《太平惠民和剂局方》卷一，由石膏、川芎、龙脑、犀角、山栀子、朱砂、人参、茯苓、细辛、甘草、阿胶、麦门冬组成，可消风化痰，祛头面诸风，药证相应，自能痊愈。吕氏凭脉辨证，就将病情了然于胸，乃是其手眼独高之处。

❀ 风、湿、热三气郁滞胶固致头痛案 ❀

戴人治一妇，头偏痛五七年，大溲燥结，双目赤肿，眩晕。实。凡疗头风之药，靡所不试，且头受针灸无数。戴人诊之，急数而有力，风热之甚也。此头角痛是三焦相火之经，乃阳燥金胜也。燥金胜乘肝则肝气郁，肝气郁则气血壅，气血壅则上下不通，故燥结于中，寻至失明。以大承气汤投之，入河水煎二两，加芒硝一两，顿使饮。三五服，下泄如汤，且二十余行。次服七宣丸、神功丸以润之，菠菱葵菜、猪羊血以滑之，三剂外，目豁首轻，燥泽结释而愈。按：此所以治之，症既已多年不解，岂非风、湿、热三气郁滞胶固而然耶？故其所施之法虽峻，而于中病之情则得也。（《名医类案》）

⊛【评议】《景岳全书》云："火邪头痛者，虽各经皆有火证，而独惟阳明为最。正以阳明胃火盛于头面，而直达头维。故其痛必甚，其脉必洪，其证必多内热，其或头脑振振痛而兼胀，而绝无表邪者，必火邪也。"《伤寒论》云："伤寒不大便六七日，头痛有热者，与承气汤。"柯韵伯注云："阳明主里，不大便为主，然阳明经亦有头痛者，浊气上冲也。"此案为阳明火逆头痛，然病程日久，风、湿、热兼杂，变证纷扰，医家审证知因，首用攻下之剂而病轻，次用润下之剂而病愈，实属难能可贵。

❀ 生莱菔汁灌鼻疗头痛验案 ❀

裕陵传王荆公偏头痛禁中秘方：用生莱菔汁一蚬壳，仰卧注鼻中，左痛则注之右，右痛则注之左，或注之左右皆可。数十年患，皆一注而愈。荆公云：曾愈数人矣。（《名医类案》）

●【评议】 陈士铎云："古人有用生莱菔汁以灌鼻者，因鼻窍通脑，莱菔善开窍而厘清浊，故用之而可愈头风。"《食性本草》云莱菔"行风气，去邪热气"。但此法多治实证，虚者慎用。

气血俱虚头痛治验案

俞子容治一妇人，年逾五旬，病头痛。历岁浸久虚，有治以风者，有治以痰者，皆罔效。脉之，左沉，寸沉迟而芤。曰：此气血俱虚也。用当归二两，附子三钱，一饮报效，再饮，其病如失。（《名医类案》）

●【评议】《证治汇补·头痛》云："血虚痛者，鱼尾上攻，恶惊惕，其脉芤。"本案为气血两虚之头痛，此证最易误治，幸医家精于脉诊，于细微处着眼，药证相符而获捷效。

脑风久服川芎暴亡案

一人旧服川芎，医郑叔能见，谓之曰：川芎不可久服，多令人暴亡。后其人无疾而卒。又一妇以脑风而久服川芎，其死亦如之。张杲云：此二事，皆渠所目击者。（《名医类案》）

◉【评议】 川芎气浓味薄，血药中用之，能助血流行，奈过于走散，不可久服多服，中病即已。案中所谓"多令人暴亡"，可备作参考。

肝脾合病风痰头痛治验案

洁古治一人，病头痛旧矣，发则面颊青黄厥阴，晕眩，目慵张而口懒言似虚症，体沉重太阴。且兀兀欲吐。此厥阴肝、太阴脾合病，名曰风痰头痛痰。以局方玉壶丸治之，更灸侠溪穴足少阳胆穴，寻愈。(《名医类案》)

◉【评议】《兰室秘藏·头痛门》云："太阴头痛必有痰，体重或腹痛，为痰癖，其脉沉缓，治以苍术、半夏、南星为主。"玉壶丸由天南星、半夏、天麻等化痰祛风之药组成，《太平惠民和剂局方》云其主治风痰吐逆，头痛目眩，胸膈烦满，饮食不下，咳嗽痰盛，呕吐涎沫。

三阳蓄热头痛汗吐治验案

子和治一僧，头热而痛且畏明，以布圆其巅上，置冰于其中，日数易之。此三阳蓄热故也热。乃灼炭

火于暖室，出汗涌吐，三法并行，七日而瘥。(《名医类案》)

🌸【评议】 灼炭火于暖室，这是张子和遵《黄帝内经》"火郁发之"理论的具体实践，系汗吐并用之法。

🌸 鼻渊头痛辛香治验案 🌸

一妇人患偏头痛，一边鼻塞，不闻香臭，常流清涕，或作臭气一阵。治头痛之药，靡所不试，罔效。人莫识其病，有以为脑痈者。一医云：但服《局方》芎犀丸。不数十服，忽作嚏涕，突然出一铤稠脓，疾愈。(《名医类案》)

🌸【评议】 本案为鼻渊头痛，芎犀丸即龙脑芎犀丸，处方见前，为辛香清热通窍之品。

🌸 头风左右颐下肿块验案 🌸

一人患头风，自颐下左右有如两蚯蚓徐行入耳，复从耳左右分上顶，左过右，右过左，顶上起疙瘩二块，如猪腰然，前后脑如鼓声冬冬然，冷痛甚，须重绵帕包裹，疼甚，四肢俱不为用，冷痛疼甚，四肢不为用，似乎虚寒症，不知属乎实毒，须细心临症。医效罔奏。后得一方，用四物各一钱，皂角刺一钱，萆薢四两，猪肉四两，作一服，水六碗煎四碗，去渣，共药汁并肉作三四次服，服至二十剂减十之三，四十剂减十之六，百剂乃安。愚详此证，非头风也。其人曾患霉疮，头块坟起，皆轻粉结毒，故萆薢为君，用萆薢，非熟读《本草》，不知其妙。四物养血，皂刺为引，用多服取效也。（《名医类案》）

❀【评议】 颐下肿块，类似西医学中淋巴结炎，治疗当清热利湿、消肿排脓、活血散瘀并举。

❀ 产后头脑彻痛治验案 ❀

江篁南治从婶，年四十，冬月产后，以伤寒发热自汗，两太阳痛，上连于脑，彻痛甚，日夕呻吟，不得安寝。以补中益气汤加蔓荆子、川芎、当归、细辛少许，一服痛减，再服乃安。（《名医类案》）

❀【评议】《证治汇补·头痛》云："因寒痛者，绌急而恶寒战栗。"本案为冬月受寒，然产后气虚尤甚，故可见发热自汗，方药予补中益气以扶正，又以川芎、当归、细辛、蔓荆子等祛风散寒之品，散去寒邪，其痛自止。

头痛盛暑畏风治验案

程文彬治一妇人患头风，虽盛暑必以帕蒙其首，稍止，略见风寒，痛不可忍，百药不效。盖因脑受风寒，气血两虚，气不能升，故药不效。令病人口含冷水仰卧，以生姜自然汁灌入鼻中，其痛立止。妙法。遂与防风、羌活、藁本、川芎、甘草，数服而愈。(《名医类案》)

【评议】《辨证录·头痛门》云："人患头痛，虽盛暑大热之时，必以帕蒙其首，而头痛少止，苟去其帕，少受风寒，其痛即发，而不可忍，人以为风寒已入于脑，谁知乃气血两虚，不能上荣于头而然？夫脑受风寒，药饵上治甚难，用祛风散寒之药，益伤气血，而头愈痛。"本案观其病症，似属气血两虚，然所用方药似从风寒着眼，姜汁灌鼻虽属巧妙，仍属治标救急之法，效后当以补益气血扶正培本，以期长效久安。

头痛兼杂诸症治验案

江少微每治火症头痛，用白萝卜心自然汁王荆公法吹入鼻中，即止。有兼眼目不明者，加雄黄细末调匀，如左患滴右耳，右患滴左耳。又有头风兼眉骨痛者，用活龟一个，用新瓦二片置龟于中，四围盐泥固济，烈火煅出青烟为度，待冷，去肠壳，用四足并腹肉入小口瓶封固。如遇此症，先吹萝卜汁，次以龟末吹入鼻，即愈。妙方。又予每劳役失饥则额头痛，用补中益气汤，立愈。(《名医类案》)

🌸【评议】 案中所举治头痛兼杂症诸法颇为巧妙，有待临证勘验。

🌸 两太阳及眉棱骨痛验案 🌸

潘景宇内人，后半夜不睡，面黄肌瘦，两太阳及眉棱骨痛，大便溏，稍劳动则体热，四肢无力。其脉左寸洪滑，自春至秋皆然。此由脾虚，肝、心二经火盛然也。先用四君子加酒连、柴胡、白扁豆、泽泻、滑石调理，夜与钱仲阳安神丸数粒，灯心汤送下。服八日得睡，两太阳亦不痛。继用六君子加黄芪、秦艽、柴胡、泽泻、当归、白芍药、黄柏，全安。(《孙文垣医案》)

🌸【评议】 本例患者久病头痛，本虚标实，已成顽症。幸医家学验俱丰，见病知源，详细审证后辨为"脾虚，肝、心二经火盛然也"。所用方药标本兼顾，药证相应，自能痊愈。

痰厥头痛治验案

蔡乐川令眷，患头痛，痛如物破，发根稍动，则痛延满头，晕倒不省人事，逾半时乃苏。遍身亦作疼，胸膈饱闷，饮汤水停膈间不下。先一日吐清水数次，蛔虫三条。原为怒起，今或恶风，或恶热，口或渴，或不渴，大便秘，脉则六部皆滑大有力。予曰：此痰厥头痛症也。先以藿香正气散止其吐，继以牛黄丸、黑虎丹清其人事。头仍疼甚，又以天麻、藁本各三钱，半夏二钱，陈皮、白芷、薄荷、麻黄、生姜、葱白煎服，得少汗而头痛少止。至晚再服之，五更痛止大半，而人事未全清。予谓此中焦痰盛，非下不可。乃用半夏五钱，巴霜一分，面糊为丸，每服三十丸，生姜汤送下。下午大便行三次。皆稠粘痰积也。由此饮食少进，余症瘥可，惟遍身仍略疼。改用二陈汤，加前胡、石膏、藁本、薄荷、枳壳、黄芩、石菖蒲，调理而安。（《孙文垣医案》）

【评议】《诸病源候论·膈痰风厥头痛候》云："膈痰者，谓痰水在于胸膈之上，又犯大寒，使阳气不行，令痰水结聚不散，而阴气逆上，上与风痰相结，上冲于头，即令头痛。"本例患者内有痰饮而又外感风寒，以致阳气不得流行而阴气逆上，故先以藿香正气散兼顾表里，继用牛黄丸、黑虎丹以通窍醒神，再用化痰、祛风、散寒，头痛稍止，而人事未清。此后予攻下痰积，而诸症皆缓，饮食得进，继用化痰清热疏风而诸症渐痊。此案症属危急，病见兼杂，若非识证准确，攻守有度，难以速效。

阳明风热面肿头痛验案

倪少南，右颊车浮肿而疼，直冲太阳，大发寒热，两手寸关俱洪大有力，此阳明经风热交扇所致。以软石膏三钱，白芷、升麻各一钱，葛根二钱，生熟甘草各一钱，薄荷、山栀子、牡丹皮、连翘各七分，天花粉、贯众各一钱半。两帖肿痛全消。(《孙文垣医案》)

【评议】《广瘟疫论》云："时疫面肿，风热溢于上部，阳明之经脉被郁也，赤肿者方是，治以白芷、防风、葛根、石膏散其风热，视表里之轻重，合头肿条内诸方加减用之。若黄肿，乃水气也，当从水肿治之。"此案恰可作为验证。

头痛两太阳如箍治验案

金宪韩约斋老先生夫人，向来夜分脐腹疼极甚，必用炒盐熨之，两时久乃止。次日必头痛，两太阳如箍，遍身亦疼，此上盛下虚症也。先用柴胡、川芎、粉草、酒连、薄荷、天麻、橘红、茯苓、半夏、蔓荆子，水煎服。数帖头痛全止，惟咳嗽胸前略痛。两寸脉浮滑，两尺弱。再用鹿角霜、鹿角胶、补骨脂、远志、枸杞子、金铃子、香附子，炼蜜为丸，梧桐子大，每空心及下午食前淡盐汤送下七十丸而瘳。(《孙文垣医案》)

❀【评议】《此事难知》云："太阳膀胱，脉浮紧，直至寸口，所以头痛者，头与寸口，俱高之分也。盖厥阴与督脉会于巅，逆太阳之经，上而不得下，故壅滞为头痛于上也。左手浮弦，胸中痛也，沉弦，背痛也，右手浮弦亦然。头痛者，木也，最高之分，惟风可到，风则温也，治以辛凉，秋克春之意。故头痛皆以风药治之，总其体之常也。然有三阴三阳之异焉。"此案两寸脉浮滑，两尺弱，寸强尺弱者，上盛下虚之症；浮滑者，风热之征，故药用柴胡、川芎、粉草、酒连、薄荷、天麻、橘红、茯苓、半夏、蔓荆子等诸药以清上焦之风热，继用鹿角霜、鹿角胶、补骨脂、远志、枸杞子、金铃子、香附子等以扶正固元以培下焦之本。先标后本，井然有序。

🏵 中痰后左边头喉舌俱痛验案 🏵

戴万奇丈中痰后，而右手不能伸动。与之牛胆南星、陈皮、茯苓、甘草、天麻、僵蚕、黄连、木通、石菖蒲、防己，服后手稍能动，惟左边头痛，喉舌俱痛，大便秘结，三日一行。又与川芎、荆芥、玄参、桔梗、柴胡、酒芩、蔓荆子、甘草、杏仁、枳壳，水煎饮之，诸症悉减。但下午体倦，右边头微痛。后又为怒气所触，舌掉不言，头复大痛。与连翘、甘草、山栀子、薄荷、石菖蒲、远志、木通、麦门冬、五味子、白芍药、黄柏，调理而愈。(《孙文垣医案》)

🏵【评议】 中痰者，类中之证，其卒倒痰壅，皆与真中风相似，以祛痰通络为治。服后头喉舌俱痛，便秘，又以疏风理气治之，症减后再以疏散养阴调理而愈。

🏵 血热头痛作呕验案 🏵

梁溪一女子，头痛作呕，米饮不能下。仲淳云：因于血热，血虚火上炎。

麦门冬五钱　橘红二钱　枇杷叶三大片　苏子一钱五分　白芍药三钱　木瓜二钱　白茯苓二钱　甘菊花一钱五分　乌梅肉二枚　竹沥一杯　芦根汁半碗

一二剂呕止，头尚痛，加天门冬二钱，头痛少止，再加土茯苓二两，小黑豆一撮，全愈。(《先醒斋医学广笔记》)

🌑【评议】 顾松园谓："昔人分偏左痛者为血虚，偏右痛为气热。仲淳则俱责之血虚肝家有热，以养血清热为主。若治之不急，必致损目。"此案除头痛外，尚有作呕，似有痰热夹杂其中，故方药除柔肝清热外，又添降气除痰之药。

🌸 头痛诸治罔效验案 🌸

一老妇，患头痛二月，诸治罔效。余治以通经络和气血之剂十余贴。晚上吐血二碗许，其家惶急奔告。余谓其症明日当愈，已而果然。(《慎柔五书》)

🌑【评议】 头痛日久，诸治无效，即叶天士所谓"久病入络""久痛多瘀"之属，投以通经络和气血之剂，药后"吐血二碗许"而愈，当可证其有瘀血无疑。

🌸 先齿痛后满头皆肿痛验案 🌸

一贵介①，年三旬。先因齿痛，用石膏三钱煎服，

———————————

① 贵介：指尊贵、富贵者。

顷即满头皆肿痛，牙根上腭肿势尤甚，俟天明稍退，盖得阳气故也。诊之，右关细涩，左关洪，左尺亦涩。余谓须纳气下达，方得脉和，定方名羌活散火汤：羌活酒炒五分，防风三分，酒连一分，酒芩二分，白茯苓一钱，人参二钱，甘草五分，半夏一钱，破故纸一钱，枸杞子一钱。二剂，其细涩脉即粗大，是阳气下行矣。头痛稍止，可见前头痛是下焦无阳，阴火上冲。服至八剂，头痛全止，齿根肿犹未退，脉则益和。余曰：将愈矣，此阳气已至恙所。果四五日后出脓少许而瘳。(《慎柔五书》)

🌑【评议】 此案右关细涩，左关洪，左尺亦涩，为阳气不足而阴火上冲之证。患者阳气不足，牙根肿痛无以化脓，误用清热而病加剧，予健脾、补肾、祛风之药后阳气渐足而托脓毒以外出，故见"脉则益和"。药证相应，自能痊愈。

🌸 发热困倦头痛验案 🌸

楚中中翰[①]秦五梅，发热、困倦、头痛，以风治转剧。余曰：六脉虚软，中气下陷，阳气不充而头痛，阴气衰少而内热。补中益气加葛根一剂而减，数

---

① 中翰：明、清时内阁中书的别称。

剂而愈。(《里中医案》)

🌑【评议】 发热、困倦、头痛，是为脾胃阳气虚弱、清气不能上升所致，故用李东垣所谓"甘温除大热"之法，以补中益气汤加减获愈。

🌑 暑月阴盛格阳头痛案 🌑

王东木孝廉①，素有中寒痰饮证，暑月头痛，医作火治，投以石膏栀芩而痛甚。自以为剂轻，益加大剂，则头痛如破，以冷水渍布，覆于巅顶，渴欲冷饮，入口即吐，阴躁卧地，因便请诊。脉已七至，细疾无伦，赤身犹谓热甚，而实身冷多汗。余曰：此阴盛格阳，若不急温，则一战而脱。急进大剂四逆汤加吴茱萸、半夏，连投二碗。孙医后至，亦同前药，但加人参，少刻寒战索被，覆以厚棉。幸先投药，少刻回阳，次日阳躁虽愈，而头疼不止。至巳午时头痛，痛即呕哕不能食，因而废食者连旬。余以头风治疗，用当归四逆汤，加附子、生姜、半夏、天麻。恐头风损目，故用归芍以滋肝也。京口医家，犹云误用辛热，及彼复投大剂石膏，则痛而厥。又易医以湿痰处治，用苍术、五苓、吴萸、半夏，而痛不止，渐至患

---

① 孝廉：明朝、清朝对举人的雅称。

目。《经》云：因于湿，首如裹，而不痛。痰厥头痛，则不患目。其家以余言不谬，复召余治，易用清肝滋血辛平之剂，头痛目患渐愈。王兄自检眼科补肝丸方，以夏枯草、香附、甘草三味为丸，日服不辍，遂头目两证全愈。其方虽名补肝，实清肝也。乃知治病宗经，必不至于大谬。（《素圃医案》）

❀【评议】 本例患者阴寒头痛，数易医而致病情几经起伏，头风渐致损目，发为重症。目者肝之窍，肝风动，则邪害空窍矣。此案病在疑似之间，医家能审症知源，力排众议，应手取效，殊为难得。

❀ 痰火头痛治案 ❀

火升，头痛，耳鸣，心下痞满，饭后即发。此阳明、少阳二经痰火交郁，得食气而滋甚，与阴虚火炎不同。先与清理，继以补降。

竹茹　茯苓　橘红　炙草　半夏　羚羊角　石斛　嫩钩藤钩

诒按：案语分析病机，极其圆到，惟立方似未恰合，阳明药少，宜加知母、枳实。（《（评选）静香楼医案》）

❀【评议】 痰火交郁，宜清降而不宜补摄，确为良言，不愧一代名医。若痰火又兼阴虚，治疗则颇为棘手。诒按确有见地，可作参考。

风火头痛以清解治案

头痛偏左，耳重听，目不明，脉寸大尺小。风火在上，姑为清解。

羚羊角　生地　甘草　菊花　丹皮　石决明　连翘　薄荷

诒按：此内风而兼外感者，故清散兼施。（《（评选）静香楼医案》）

●【评议】　风火头痛以清解，当属正治，故用药如此切实，但尚可参入桑叶、蔓荆、钩藤之类，其效更速。

风热上攻头痛不已验案

风热上甚，头痛不已，如鸟巢高巅，宜射而去之。

制军　犀角　川芎　细茶

诒按：此虽前人成法，而选药颇精简。据此则大黄当用酒炒，以使之上行。（《（评选）静香楼医案》）

●【评议】　射而去之者，是指川芎能引药上行。

前贤有"巅顶之上，惟风药可到"，此之谓也。

🌸 每头痛即吐清水验案 🌸

谭侍御，每头痛即吐清水，不拘冬夏，吃姜便止，已三年矣。余作中气虚寒，用六君加当归、黄芪、木香、炮姜而瘥。

疏曰：头痛原属气虚症，此案头痛即吐清水者，属胃气虚寒固矣，不必因吃姜便止而后知也。独怪胃气虚寒之症，而以三年之久耶？是其中必有痰饮之故，故特主六君子汤以补胃气祛痰饮，加木香、炮姜，是因胃寒而设，固无疑矣。其当归、黄芪，非有痰饮者所宜，何以加乎？岂亦病久而血亦虚乎？故用此补血耶？以虚火销烁，其中而更燥乎？故用此以润燥耶？以居高之气难至，故用归、芪充升其气耶？详而观之，此即补中益气去升麻、柴胡，加木香、炮姜、半夏也。夫头痛者，当用补中益气以升提之，因吐清水，升提非其所宜，去升、柴而加木香、炮姜以运行之，所以代升提也，而与寒更为切当。加半夏、茯苓，则因于吐清水耳。（《薛案辨疏》）

🌸 **【评议】** 头痛之因甚多，但"每头痛即吐清水，不拘冬夏，吃姜便止"者，显系中气虚寒，故治以六君子汤加味。案中所疏尤为精彩，值得细玩。

❀ 怒则太阳作痛验案 ❀

尚宝刘毅斋，怒则太阳作痛，用小柴胡加茯苓、山栀以清肝火，更用六味丸以生肾水，后不再发。

疏曰：两太阳肝胆所属也，因怒作痛，非小柴胡不愈。怒则火上炎，故加茯苓、山栀以降之，然肝火有余，肝阴必不足，六味滋水滋其所生也。而后知人之易怒、多怒者，肝经虚也，亦肾经虚也。不虚则母子之间相生相养，木遂其性矣，何易怒多怒之有？故见易怒多怒之症，切勿以肝气有余而削之伐之，益虚其虚也。（《薛案辨疏》）

❀【评议】《张氏医通·诸痛门》云："凡怒则太阳作痛者，先用小柴胡加茯苓、山栀，后用六味丸，常服以滋肾降火，永不再发。"即此等证治是也。

❀ 右太阳痛甚牙关紧闭治案 ❀

包妪 右太阳痛甚，牙关紧闭，环口牵动，咽喉如有物阻，乃阳升化风，肝病上犯阳络，大便欲闭，议用龙荟丸，每服二钱。

又　肝风阻窍，脉象模糊，有外脱之危，今牙关紧，咽痹不纳汤水，虽有方药，难以通关，当刮指甲末，略以温汤调灌，倘得关开，再议他法，另以苏合香擦牙。(《临证指南医案》)

❀【评议】　风阳暴张而致中风闭证，故用龙荟丸清泻肝经实热。本病类似现代脑血管危急症。因牙关紧闭，汤药难以实施，故用指甲末温汤调灌，苏合香擦牙，两者皆为治咽喉肿闭之品，待关开而再用清热祛痰、芳香开窍之法。指甲末现代临床运用不多，古时常被用于治鼻衄，尿血，喉蛾，目生翳障，中耳炎等症，如《医学衷中参西录》云："指甲一名筋退，乃筋之余也。剪碎炮焦，研细用之。其味微咸，具有开破之性，疮疡将破未破者，敷之可速破。内服能催生下胎衣，鼻嗅之能止衄血，点眼上能消目翳。愚自制有磨翳药水，目翳浓者，可加指甲末与诸药同研以点目翳，屡次奏效"。

❀ 头胀耳鸣火升治案 ❀

郑三九　脉右弦，头胀耳鸣火升，此肝阳上郁，清窍失司。

细生地　夏枯草　石决明　川斛　茯神　桑叶

（《临证指南医案》）

● 【评议】 脉右弦，肝阳上亢之象；头胀耳鸣，肝火上扰清窍之证。故治用养阴潜阳之法。其中桑叶一味佐金以平木，实为妙用。

偏头痛鼻窍流涕治案

赵 右偏头痛，鼻窍流涕，仍不通爽，咽喉疳腐，寤醒肢冷汗出，外邪头风，已留数月，其邪混处，精华气血，咸为蒙闭，岂是发散清寒可解，头巅药饵，务宜清扬，当刺风池、风府，投药仍以通法，苟非气血周行，焉望却除宿病。暑热上蒙清窍

西瓜衣 鲜芦根 苡仁 通草

煎送蜡矾丸。（《临证指南医案》）

● 【评议】 根据本案脚注，当属暑热上蒙清窍之证，故药用西瓜衣、鲜芦根以清热祛暑，用薏仁、通草以利湿，因暑多夹湿故也。蜡矾丸亦为消痈解毒之药，多用于痈疽发背已成未溃之时，常由白矾、黄蜡、雄黄、琥珀、朱砂、蜂蜜等药组成。

偏头痛从牙龈起治案

何四一 右偏风头痛，从牙龈起。木火上炎

炒生地_{三钱} 蔓荆子_{炒一钱} 黄甘菊_{一钱} 茯苓_{一钱半} 炒杞子_{二钱} 冬桑叶_{一钱} 炒丹皮_{一钱} 川斛_{一钱半}（《临证指南医案》）

🌸【评议】 阴虚火旺，肝虚风动，药以炒生地、丹皮、杞子、川石斛滋阴柔肝清热，蔓荆子、冬桑叶、甘菊疏风清利止头痛，标本兼治，自能向愈。

🌸 内风偏头痛冷泪出案 🌸

王_{五一} 中年阴中之阳已虚，内风偏头痛，冷泪出。_{阴中阳虚}

还少丹。（《临证指南医案》）

🌸【评议】 署名"还少丹"的方剂甚多，从案中所云"阴中之阳已虚"来看，当是《仁斋直指方》卷九所载者，方由山药、牛膝、茯苓、山茱萸、茴香、续断、菟丝子、杜仲、巴戟、苁蓉、北五味子、枳实、远志、熟地组成，功能温肾补脾，用于脾肾虚损所致的腰膝酸痛，耳鸣目眩，形体消瘦，食欲减退，牙根酸痛。有是证故用是方，毋庸置疑。

🌸 头风复发痛甚呕吐不已案 🌸

徐_{四一} 头风既愈，复发，痛甚呕吐不已，阳明

胃虚，肝阳化风愈动，恐有失明之忧。胃虚风阳上逆

炒半夏　茯苓　苦丁茶　菊花炭　炒杞子　柏子霜（《临证指南医案》）

●【评议】　肝阳化风而兼阳明胃虚，治用清肝降逆和胃，方证合拍。恐有失明之忧者，为日久不愈，有邪害空窍之虞。

头痛绕及脑后惊惕肉瞤案

朱五四　阳明脉弦大而坚，厥阴脉小弦数促，面赤，头痛绕及脑后，惊惕肉瞤，埶埶汗出，早晨小安，入暮偏剧，此操持怫郁，肝阳挟持内风直上巅顶，木火戕胃为呕逆，阳越为面赤汗淋，内因之病，加以司候春深，虑有暴厥瘛疭之幻。夫肝为刚脏，胃属阳土，姑议柔缓之法，冀有阳和风熄之理。

复脉去参、姜、桂，加鸡子黄、白芍。（《临证指南医案》）

●【评议】　本例为阴虚阳亢，肝阳上冒而见头痛、惊惕诸症。复脉汤为滋阴养血，益气温阳之剂，案中去参、姜、桂，加鸡子黄等血肉有情之品，使滋阴之力更强，又加白芍以增养肝柔肝之力。

🏵 稚年阴虚阳升头痛治案 🏵

王十二　稚年纯阳，诸阳皆聚于骨，阴未充长，阳未和谐，凡过动烦怒等因，阳骤升巅为痛，熟寐痛止，阳潜入阴也。此非外邪，常用钱氏六味丸，加龟甲、知母、咸秋石，以滋养壮阴。(《临证指南医案》)

🏵【评议】　本例为阴不足无以潜阳，故用滋阴清热之剂。咸秋石为食盐的人工煅制品，具有滋阴涩精，清心降火之功用，现多外用。

🏵 头痛来去无定期治案 🏵

徐氏　火升头痛，来去无定期，咽喉垂下，心悸，二便不爽，带下不已，固奇经，通补阳明，及养肝熄风，展转未能却病，病从情志内伤，治法惟宜理偏，议先用滋肾丸三钱，早上淡盐汤送，四服。阴火上炎 (《临证指南医案》)

🏵【评议】　滋肾丸出自《兰室秘藏》，由黄柏、知母、肉桂组成，功能清热泻火，养阴化气，原治热在下焦而见癃闭等症，叶氏移用于此，又用盐汤送下，堪称匠心独运，颇具巧思。

风火上郁头重脘痹治案

秦氏 年前肝风眩晕,主以凉血分,和阳熄风,一年未发。今岁正月春寒,非比天暖开泄,此番病发,必因劳怒触动情志,至于呕逆,微冷倏热,交丑寅渐作耳鸣咽痹,食纳久留脘中,想少阳木火盛于寅,胆脉贯耳,犯逆之威,必向阳明而后上凭诸窍,脉右涩大,胃逆不降,食味不甘,而脘中逆乱,熏蒸日炽,营血内耗,无以养心,斯寤不肯寐,心摇荡漾,有难以鸣状之象,今头重脘痹,全是上焦为木火升腾,阻遏清阳,前方滋清,血药居多,必不奏功,今议汤剂方,以苦降其逆,辛通其痹,然汤宜小其制度,以久病体虚,初春若此,冬藏未为坚固可知,其丸剂当以局方龙荟丸,暂服半月再议。

风火上郁

连翘一钱半 黑栀皮一钱 羚羊角一钱 鲜菊叶三钱 紫菀二钱 郁金八分 大杏仁去皮尖勿研,六粒 土瓜蒌皮一钱 鲜菖蒲根四分,忌铁

午服。(《临证指南医案》)

【评议】 此案为肝火上炎之证,脉证分析详细入理,药以清肝泻火,疏风醒神为治。然此病久病体虚,变证颇多,治疗非一日之功。

🌸 头痛神烦忽然而至治案 🌸

朱五四　头痛神烦，忽然而至，五行之速，莫如风火，然有虚实内外之因，非徒发散苦寒为事矣，如向有肝病，目疾丧明，是阴气久伤体质，今厥阴风木司天，春深发泄，阳气暴张，即外感而论，正《内经》冬不藏精，春必病温，育阴可使热清，大忌发散。盖阴根久伤，表之再伤，阳劫津液，仲景谓一逆尚引日，再逆促命期矣。余前主阿胶鸡子黄汤，佐地冬壮水，芍甘培土，亟和其厥阳冲逆之威，咸味入阴，甘缓其急，与《内经》肝病三法恰合，今已入夏三日，虚阳倏上，烦躁头痛，当大滋肾母，以苏肝子，补胃阴以杜木火乘侮，旬日不致反复，经月可望全好。肝肾阴虚风阳上升

人参　熟地　天冬　麦冬　龟胶　阿胶　北味　茯神（《临证指南医案》）

🌸【评议】　阴虚火旺，夏日虚阳上浮更甚，上攻头目而现烦躁头痛，治宜育阴制阳。此案分析鞭辟入里，引经据典，令人信服。《黄帝内经》治肝三法为甘缓、酸泻、辛补。

呕吐之后渐渐巅顶作痛案

徐六七　冬月呕吐之后，渐渐巅顶作痛，下焦久有积疝痔疡，厥阴阳明偏热，凡阳气过动，变化火风，迅速自为升降，致有此患。风火

连翘心　元参心　桑叶　丹皮　黑山栀皮　荷叶汁（《临证指南医案》）

❀【评议】　此案为内有郁热，风火上攻头目而致，所用药物亦为清热泻火之品，若为外感风火当用开郁解表之药。

右偏头痛左齿痛治案

胡六三　脉左弦数，右偏头痛左齿痛。

连翘　薄荷　羚羊角　夏枯草花　黑栀皮　鲜菊叶　苦丁茶　干荷叶边（《临证指南医案》）

❀【评议】　邵新甫云："头风一症，有偏正之分，偏者主乎少阳，而风淫火郁为多。……先生则另出心裁，以桑叶、丹皮、山栀、荷叶边，轻清凉泄，使少阳郁遏之邪，亦可倏然而解，倘久则伤及肝阴，参入咸凉柔镇可也。"本案肝阳化风，故治以清肝泻火，疏散风热为主。

脑后筋掣牵痛倏起倏静案

某　高年气血皆虚，新凉上受，经脉不和，脑后筋掣牵痛，倏起倏静，乃阳风之邪，议用清散轻剂。

荷叶边　苦丁茶　蔓荆子　菊花　连翘（《临证指南医案》）

【评议】 本例为风热头痛，所用清散之剂为叶氏所习用，其中荷叶还有清热利湿之功。

邪郁偏头痛治案

王六三　邪郁，偏头痛。

鲜荷叶边三钱　苦丁茶一钱半　连翘一钱半　黑山栀一钱　蔓荆子一钱　杏仁二钱　木通八分　白芷一分（《临证指南医案》）

【评议】 本案为邪郁头痛，清热疏风为治，其中木通一味有清心、引火下行之用。

风郁头痛治案

郁五十　风郁头疼。

鲜荷叶　苦丁茶　淡黄芩　黑山栀　连翘　蔓荆子　木通　白芷（《临证指南医案》）

●【评议】　本案与上案病因病机相同，故治法亦颇一致。

内风头痛泪冷治案

某四七　内风头痛泪冷。肝风

炒杞子　制首乌　柏子仁　茯神　炒菊花炭　小黑穞豆皮（《临证指南医案》）

●【评议】　本案只谈病因、病机，略于病史、症状和脉舌，过于简略，观其用药当有阴血亏虚，心神失养之证。

痛在头左脑后治验案

沈氏　痛在头左脑后，厥阳风木上触。

细生地　生白芍　柏子仁　炒杞子　菊花　茯神（《临证指南医案》）

●【评议】　肝阴不足，木火上犯而见头痛，治用养阴柔肝，清热宁心之剂。

暑风湿热致头痛治案

某 暑风湿热，混于上窍，津液无以运行，凝滞，遂偏头痛，舌强干涸，治宜清散。

连翘 石膏 生甘草 滑石 蔓荆子 羚羊角 荷梗 桑叶 (《临证指南医案》)

【评议】 湿热为患，治以清热利湿之法。叶天士喜用莲类药材治疗湿热，如荷叶、荷梗等，取其芳香化湿之功。

血虚阳浮致头痛治案

程 既知去血过多，为阴虚阳实之头痛，再加发散，与前意相反矣。血虚阳浮

复脉去参、姜、桂，加左牡蛎。

又 脉数虚而动，足征阴气大伤，阳气浮越，头痛筋惕，仍与镇摄之法。

牡蛎 阿胶 人参 生地 炙草 白芍 天冬 (《临证指南医案》)

【评议】《费绳甫医案医话》云："心营肝血俱亏，肝火升腾无制，销灼津液，宣布无权，是以头痛偏左，牵引齿痛，龈肿，脉来弦大而数。"此案亦为

血虚阳浮之证，治宜育阴潜阳之法。其中牡蛎一味，用介类以潜阳尔。

🌸 遇暖头痛筋掣治案 🌸

朱　据说就凉则安，遇暖必头痛筋掣，外以摩掐可缓，大凡肝风阳扰，胃络必虚，食进不甘，是中焦气馁，虽咸润介属潜阳获效，说来依稀想像，谅非入理深谈，聊以代煎，酸甘是商。且五旬又四，中年后矣。沉阴久进，亦有斫伐生气之弊。半月来，乏少诊之功，姑为认慎，用固本膏。肝阳犯胃上逆（《临证指南医案》）

🌸【评议】　肝主升，胃主降，中年后肝肾不足，肝风阳扰，阳明络虚，导致上实下虚，故用固本膏滋补肝肾。

🌸 头中岑岑震痛治案 🌸

徐　当年下虚，曾以温肾凉肝获效，春季患目，是阳气骤升，乃冬失藏聚，水不生木之征也，频以苦辛治目，风阳上聚头巅，肝木横扰，胃受戕贼，至于呕吐矣。今心中干燥如焚，头中岑岑①震痛，忽冷忽

---

①　岑岑：胀痛貌。

热，无非阴阳之逆，肝为刚脏，温燥决不相安，况辛升散越转凶，岂可再蹈前辙，姑以镇肝益虚，冀有阳和风熄之理。

阿胶　小麦　麦冬　生白芍　北沙参　南枣

又　倏冷忽热，心烦巅痛，厥阳之逆，已属阴液之亏，前案申明刚药之非，代赭味酸气坠，乃强镇之品，亦刚药也，考七疝中，子和惯投辛香走泄，其中虎潜一法亦采，可见疝门亦有柔法，医者熟汇成法，苟不潜心体认，皆希图附会矣，今呕逆既止，其阴药亦有暂投，即水生涵木之法，议以固本成方，五更时从阳引导可也，加秋石。(《临证指南医案》)

● 【评议】《黄帝内经》云："诸风掉眩，皆属于肝。"下虚上实，为厥巅疾，究由水虚不能涵木，怒木生风，治用滋阴潜阳之法。

❁ 阴虚风阳上攻头痛案 ❁

叶妪　临晚头痛，火升心嘈，风阳上冒，防厥。

细生地　阿胶　牡蛎　茯神　麦冬　生白芍
(《临证指南医案》)

● 【评议】　此案亦为阴虚不能涵木，怒木生风之证。叶天士此等用药，影响深远。

头久痛有高突之状案

史　头形象天，义不受浊，今久痛有高突之状，似属客邪蒙闭清华气血，然常饵桂、附、河车，亦未见其害，思身半以上属阳，而元首更为阳中之阳，大凡阳气先虚，清邪上入，气血瘀痹，其痛流连不息，法当宣通清阳，勿事表散，以艾焫按法灸治，是一理也。厥阴气血邪痹

熟半夏　北细辛　炮川乌　炙全蝎　姜汁

又　阳气为邪阻，清空机窍不宣，考《周礼》采毒药以攻病，藉虫蚁血中搜逐，以攻通邪结，乃古法，而医人忽略者，今痛滋脑后，心下呕逆，厥阴见症，久病延虚，攻邪须兼养正。

川芎　当归　半夏　姜汁　炙全蝎　蜂房（《临证指南医案》）

【评议】　此案为治络之法，叶氏认为"久病入络""久痛入络"，非草木之品所能取效，须用虫蚁搜逐才能开通邪结。

太阳痛连颧骨耳后牙龈案

张二二　太阳痛，连颧骨耳后牙龈，夏令至霜降

不痊，伏邪未解，治阳明、少阳。胆胃伏邪

连翘　羚羊角　牛蒡子　葛根　赤芍　白芷　鲜菊叶（《临证指南医案》）

❀【评议】　颧骨为足阳明胃经循行部位，耳后为足少阳胆经循行部位，痛连颧骨耳后，胆胃郁热上扰之证，故用轻清凉泄之法。

❀ 头巅至足麻木刺痛案 ❀

朱　头巅至足，麻木刺痛，热炽。阴分伏热

滋肾丸。（《临证指南医案》）

❀【评议】　滋肾丸的出处、组方和功效详上面引《临证指南医案》徐氏案。

❀ 风热上蒸龈胀头痛案 ❀

汪　风热上蒸，龈胀头痛，当用轻清上焦。风热

活水芦根　囫囵滑石　西瓜翠衣　生绿豆皮　连翘　银花（《临证指南医案》）

❀【评议】　此案风热上蒸，所用仍是清轻凉泄之法。

阴虚阳亢致头痛累月案

头痛累月，阳脉大，阴脉涩，此阴衰于下，阳亢于上，上盛下虚之候也。阳气居上，体本虚也，而浊气干之则实。阴气居下，体本实也，而气反上逆则虚。头为清阳之位，而受浊阴之邪，阴阳混乱，天地否塞，而成病矣。法用六味地黄汤，加青铅五钱。（《叶氏医案存真》）

【评议】 头痛因阴虚阳亢所致，故以六味地黄汤加味滋阴补肾，镇潜浮阳。青铅即黑锡，为镇坠镇心安神之药。

痰厥头痛经年不愈验案

头痛经年不愈，早则人事明了，自午至亥，神气昏愦不宁，风火之剂，杂治无功，两脉俱沉且滑，此太阴阳明痰厥头痛也。当用礞石滚痰丸，间服导痰汤，以荡涤其痰。次以六君子汤，少加秦艽、全蝎，调理而安。（《叶氏医案存真》）

【评议】 费绳甫云："气郁化火，火盛生痰，上阻清道，清阳不能展舒，头痛日久，夜寐因此不安，治痰必先清火，火平则痰自化，脉来弦滑。治宜养阴柔肝，清化痰火。"此案用礞石滚痰丸为清痰火之剂，后用六君子汤健脾固本，消其生痰之源，加秦艽、全蝎以散入络之邪结。

🌺 厥阴头痛治案 🌺

曹汉臣　厥阴头痛，舌干消渴，心下烦疼，无寐多躁，小腹胀满，小便滴沥，时时痉搐，最怕厥竭。

阿胶　鲜生地　鸡子黄　小黑豆皮

煎半盏，即以汤药送滋肾丸三钱。（《叶氏医案存真》）

🌑【评议】《医验随笔》云："五脏滋液枯槁，肝肾之阴不足，非用阿胶、龟胶等血肉有情之品不可。"此案症见舌干消渴，为阴液枯竭之象，治以滋阴补肾之法，方中阿胶、鸡子黄即为血肉有情之药。

🌺 稚年阴虚阳升头痛案 🌺

稚年阳有余阴不足，骤加惊恐，厥阳直升为头痛，身不发热，二便自通，岂是风寒停滞？羌、防、葛、姜辛温，混发阳经，愈升其阳，必致损目，宜养阴药。（《叶氏医案存真》）

【评议】 小儿为纯阳之体，故"阳有余阴不足"。此案头痛系阴虚厥阳直升所致，岂可用辛温发散之品里劫其阴精，致厥阳愈升，必生变端。滋阴益肾，自是正治之法。

肝胆木火变风头痛案

章 形壮脉弦，肢麻，胸背气不和，头巅忽然刺痛，是情志内郁，气热烦蒸，肝胆木火变风，烁筋袭巅。若暴怒劳烦，有跌扑痱中之累。

人参 茯苓 真半曲 木瓜 刺蒺藜 新会皮（《叶天士晚年方案真本》）

【评议】 此案虽有木火变风，头巅刺痛，但所治以健脾舒筋为主，可见以肢麻，胸背气不和为主症。既言病机是"肝胆木火变风，烁筋袭巅"，其处方当用滋阴息风之剂，人参、茯苓、半曲、新会皮补气健脾之品似欠合辙。

头痛偏肿连一目验案

张子和治南卿陈君，将赴秋试，头痛偏肿连一目，状若半壶，其脉洪大。张出视《内经》，面肿者风，此风乘阳明经也。阳明气血俱多，风肿宜汗，乃与通圣散，入生姜、葱根、豆豉同煎一大盏，服之微汗。次日以草茎入鼻中，大出血立消。阳明风热头痛。（《续名医类案》）

❀【评议】 张子和治病重视祛邪，善用汗、吐、下三法，通圣散功在疏风解表，清热泻下，正合病风乘阳明实热之证。

❀ 风头痛单方治验案 ❀

王定国，病风头痛，至都梁求明医杨介老治之，连进三丸，即时病失。恳求其方，则用香白芷一味，洗晒为末，炼蜜丸弹子大，每嚼一丸，二茶清或荆芥汤化下，遂名都梁丸。其药治头风眩晕，女人胎前产后头痛，及血风头痛皆效。《百一选方。按：此方惟阳明风热宜之，余不可服。（《续名医类案》）

❀【评议】《本草纲目》云："白芷，色白味辛，行手阳明；性温气厚，行足阳明；芳香上达，入手太阴肺经。如头、目、眉、齿诸病，三经之风热也；如漏、带、痈疽诸病，三经之湿热也；风热者辛以散之，湿热者温以除之。为阳明主药，故又能治血病、胎病，而排脓生肌止痛。"故头风眩晕，女人胎前产后头痛，及血风头痛皆效。

🌿 偏头风药物外治验案 🌿

张大复曰：偏头风之苦，病者不能自言，方亦多岐而罕效。戊申予忽病此，正闷郁时，周叔明以饼法见寄，未服也。五月五日顾民服贻①二饼，贴太阳上，一夕良已。法用南星、半夏、白芷，三味等末，烂捣生姜、葱头为饼，不服、不攻、不熏，视诸方更简便也。《笔谈》。按：此方风痰用之。（《续名医类案》）

🌸【评议】 南星、半夏、白芷皆具有祛风除痰、消肿止痛作用，主治痰厥头痛等。此案脉证失于简略，观其用药当属痰厥头痛。

🌿 头痛割额去骨验案 🌿

姚应凤治严州施盛宇，三载患头痛不可忍。姚曰：法当取首中骨，今八月，时收敛，难猝治。期以明岁春，乃割额探去其骨，出瘀血数升顿愈。《钱塘县志》。此症似与脑中石蟹略同。雄按：未免涉诞。（《续名医类案》）

---

① 贻（yí）：赠给。

【评议】 昔有华佗以开颅术治疗曹操头痛之传，此案以割额去骨法治疗头痛，其真实性尚有待考证。

头痛如刀劈验案

龚子才治杜侍御，患头痛如刀劈，不敢移动，惧风，怕语言，耳鸣，目中溜火，六脉紧数有力。与酒浸九蒸九晒大黄为末，三钱，茶调服，一剂而愈。此亦阳明血热为病，病在至高之地，故大黄必用如是制法。(《续名医类案》)

【评议】 六脉紧数有力，实热证而病势较盛，故用熟大黄以下之。

因浴冷水发热头痛验案

朱丹溪治一人，因浴冷水，发热、头痛、脉紧。此有寒湿也，宜温药汗之，苍术、麻黄、干葛、甘草、陈皮、川芎。二剂得汗后，知病退，又与下补药，陈皮、川芎、干葛、白术、苍术、人参、木通、甘草，四剂，姜水煎服。湿热。(《续名医类案》)

【评议】 因浴冷水而寒湿客表，故治用辛温发表，得汗后又予健脾固本，攻补之法，井然有序。

头痛发热而渴治案

一妇人，头痛发热而渴，白术、陈皮、川芎、干葛、木通、甘草，水煎温服。阳明病。（《续名医类案》）

【评议】 头痛发热而渴，阳明气分热盛，当用白虎汤为治，而治以燥湿之法，值得商榷。

头痛用刺灸验案

娄全善治一老妇人，头病，岁久不已。因视其手足，有血络皆紫黑，遂用三棱针尽刺出其血，如墨汁者数盏。后视其受病之经，刺灸之，而得全愈。即经所谓大痹为恶，及头痛久痹不去身，视其血络，尽出其血是也。三阳风热。（《续名医类案》）

【评议】 此即刺血疗法，是通过放血祛除邪气而达到和调气血、平衡阴阳和恢复正气目的的一种有效治疗方法，适用于"病在血络"的各类疾病。临床应用有宜有忌，必须根据患者的病情、体质以及刺血部位和某些特殊情况，灵活掌握，以防发生意外。

❁ 气郁偏头痛外敷治验案 ❁

李时珍治一人，病气郁偏头痛，用蓖麻子同乳香、食盐捣贴，一夜痛止。治标妙法。（《续名医类案》）

❁【评议】 蓖麻子，《本草纲目》谓可治风、寒、湿厥头痛，再加活血定痛之乳香、清火凉血解毒之食盐，其效更捷。

❁ 头痛猛进参附治验案 ❁

吴孚先治一人患头病，痛不可禁，脉短而涩。吴曰：头为诸阳之首，若外邪所乘，脉当浮紧而弦，今反短涩，短则阳脱于上，涩则阴衰于下，更加手足厥冷，名为真头痛，与真心痛无异，法在不治。为猛进参附，或冀挽回万一。如法治之果愈。（《续名医类案》）

❁【评议】 脉见短涩为阳气散脱，故猛进参附以回阳救逆。古人多以头痛而脉见浮滑为风痰病易除，而见脉急短涩为死证，名真头痛，证属难治。

头痛虽震雷不闻验案

李成章，官六安卫千户①，善针灸，或病头痛不可忍，虽震雷不闻。李诊之曰：此虫啖脑也。合杀虫诸药为末吹鼻中，二三日虫即从眼、耳、口、鼻出，即愈。《明史》。雄按：此症虽奇，实有是病，婺人多患之，彼处呼为天白蚁，亦因风大热所生也。（《续名医类案》）

【评议】《证治准绳》云："治头内如虫蛀响，名天白蚁，用茶子细末吹鼻中"。《张氏医通》亦云："头内如虫蛀响者，名天白蚁，多属于火，亦有因痰湿在上者。……丹方用茶子为细末，吹鼻中。盖响属火，茶子轻清，行清道，散遏伏之火故也。凡头风药中必用茶引，即此可悟。"天白蚁之说，有待考证。

湿家头痛验案

一人素病黄，忽苦头痛不已，发散降火历试无效。诊得脉大而缓，且一身尽痛，又兼鼻塞，乃湿家头痛也。投瓜蒂散一匕内鼻中，黄水去一大杯而

---

① 千户：明朝驻防各地卫戍军队的"卫所制"的一个特定的职务，是世袭的。

愈。张三锡屡见苦头痛，百法不效。询之，曾生过杨梅疮。用土茯苓四两，白鲜皮、苦参、金银花各三钱，黄柏一钱，皂角子三十粒，苡仁、木通、防风各二钱。气虚加参、芪，血虚加四物，大获其验，身痛亦效。《治法汇》。湿毒。(《续名医类案》)

🌀**【评议】**《医门法律》云："邪在上焦，里无别病者，但内药鼻中，搐去湿热所酿黄水而已。以鼻窍为脑之门户，故即从鼻中行其宣利之法，乃最神最捷之法也。"此案贵在急救之后能追本溯源，标本兼治而获全功。

🌀 痰火上攻致头痛验案 🌀

一人头痛，脉滑而数，乃痰火上攻也。二陈、荆芥、羌活、酒芩不应，加石膏二剂稍可，终未尽除。前方加熟大黄三钱，食远煎服，病去如脱。同上。阳明痰火。(《续名医类案》)

🌀**【评议】**此案为痰火之证，初用化痰发散诸药不应，后加清热泻火而获效。足见"治痰必先清火，火平则痰自化"。

🐚 内伤气血头痛验案 🐚

一人苦头痛，众作外感治。诊得右手寸口脉大四倍于左，两尺洪盛，乃内伤气血头痛也。外兼自汗倦怠，以补中益气汤加炒黄柏，一剂知，二剂已。气虚。（《续名医类案》）

🐚【评议】 据脉辨证，当属气虚于上，火盛于下，故用补中益气汤补上焦之气，黄柏清下焦之火。

🐚 头痛用滋阴四物加味验案 🐚

一人头痛而面色青黑，身体羸瘦，左手寸关俱不应指，两尺独洪盛，因作阴虚治，用滋阴四物加黄柏、知母、元参，二服减半，十日痊。血虚。（《续名医类案》）

🐚【评议】 面色青黑，身体羸瘦，肝肾阴亏之证；两尺独洪盛，虚火亢盛之象。此阴虚火旺之证，故用滋阴清热之法，应手而愈。

🐚 头痛误为外感治案 🐚

一妇苦头痛，误为外感治，发散消导，愈投愈甚。诊之，气口急大而数，按之即濡，右脉而虚大。询之，先不热，服药后始热，曰：风寒必先发热在一二日间，岂有先不热而后热者？此气虚头痛也。观其气短不足以息，余皆可知。今发散过度，复耗其气，又复下之，复损其血，气血两伤，宜乎虚火独炽而身反热也。非大补讵能挽回，遂以补中益气汤大剂，加熟附子一片为向导。雄按：此药未尝无疵。服下即熟睡，觉而痛止，第人事不清，复加筋惕肉瞤，振振不宁。彼归咎于补剂，曰虚极所致，复更一医，用柴胡表药，致一身之火游行于外，变为斑烂，彼益信为伤寒矣。化斑承气日进，遂不救。同上。(《续名医类案》)

🌑【评议】 过用温散，耗气伤阴。此案医家所用补中益气加附子，补气温中有余，而顾护阴液不足。故王士雄谓"此药未尝无疵"。

🌺 头痛脚气欲动验案 🌺

一人头痛，身形拘急，恶寒，便秘，恶心，作食郁治不应。诊得气口脉和平，独尺数而细，且行步艰难，乃脚气欲动也，从脚气治而愈。同上。(《续名医类案》)

🌑【评议】 此案从尺脉数细、行步艰难而知脚气欲动，确有独到之处，然病案失于简略，亦无方药，使人难以效法。

🌸 食郁头痛以消导而愈案 🌸

一人头痛，作外感治不应。左脉平和，气口独盛，症兼饱闷恶心，乃食郁也，消导而愈。同上，阳明病。(《续名医类案》)

🌸【评议】 李中梓云："气口脉盛则知伤食。"况又饱闷恶心，当为食郁，故以消导而愈。

🌸 牙与头角互痛验案 🌸

一人牙与头角互痛，乃少阳、阳明二经病盛之故。清胃散对小柴胡去半夏、人参，加薄荷、石膏，二剂瘳。同上。(《续名医类案》)

🌸【评议】 牙龈为足阳明胃经所属，头角为足少阳胆经所属，故牙与头角俱痛多见少阳、阳明二经热盛。本例药证熨帖，是以获效。

🌸 头痛发散降火不效验案 🌸

一老妪头痛连额，发散降火备用不效。面上皆出小红泡，有微水，不甚溃。一月后痛悉移于右，左眼胞上红肿，且懒于言动，饮食不甜，用辛凉愈甚。六脉濡弱如蛛丝，初按少弦，因作气虚治，六君倍黄芪，加蔓荆子，三服后渐安。心跳不眠愈急，乃以调中益气汤加茯神、元参、枣仁、柏子仁，连进数服顿愈。(《续名医类案》)

🌸【评议】　本例为气虚头痛，病由清气不能上升头面，其证伴见倦怠乏力，不能食。其脉濡弱弦微。治以补中益气为法，切中肯綮，故作佳效。

🌸 头痛用玉壶丸验案 🌸

东垣常病头痛，发时两颊青黄，眩晕，目不欲开，懒言，身体沉重，兀兀欲吐。洁古曰：此厥阴、太阴合病，名曰风痰。以局方玉壶丸治之，灸侠溪即愈。是知方者体也，法者用也，徒执体而不知用者弊，体用不失，可谓上工矣。《医说续编》(《续名医类案》)

🌸【评议】　局方玉壶丸由南星、半夏、天麻组成，治风痰头痛，亦治诸痰。案中所谓"知方者体也，法者用也，徒执体而不知用者弊，体用不失，可谓上工矣"，颇具法理，可于临床中勘验。

🌺 头痛灸囟会穴而愈案 🌺

王叔权云：予年逾壮，寒夜观书，每觉脑冷，饮酒过量，脑亦痛甚，后因灸囟会穴而愈。有兵士患鼻衄不已，予教令灸此穴即愈。有人久患头风，亦令灸此穴即愈。但《铜人明堂经》只云主鼻塞不闻香臭等疾而已，故予书此，以补其治疗之缺。然以脑户不宜针观之，囟会亦不宜针。针经只云八岁以下不宜针，恐未尽也。（《续名医类案》）

🌺【评议】 囟会穴位于人体的头部，当前发际正中直上2寸（百会穴前3寸）。有补益肺气、传导水湿之功，主治头痛，目眩，面赤暴肿，鼻渊等，现代亦用于治疗头痛。

🌺 脑热疼灸囟会验案 🌺

有士人患脑热疼，甚则自床下头以脑拄地，或得冷水稍得安，而疼终不已，服诸药不效，人教灸囟会而愈。热疼且可灸，况冷疼乎。凡脑痛脾泻，先宜灸囟会，而强间等穴，盖其次也。以上并《资生经》（《续名医类案》）

🌺【评议】 囟会穴治头痛有效，可见上案评议。

此外，尚可灸强间、百会、神庭、合谷、胆俞等穴。

🏵 头痛数月服头风药不愈案 🏵

　　王肯堂治一人，寒月往返燕京，感受风寒，遂得头痛，数月不愈。一切头风药无所不服，厥痛愈甚，肢体瘦削。因思此症明是外邪，缘何不解？语云：治风先治血，血行风自灭。本因血虚而风寒入之，今又疏泄不已，乌能愈哉？又云：痛则不通，通则不痛。乃用当归生汗活血，木通通利关窍血脉。其人能酒，用酒一斗，入二药其中，浸三昼夜，重汤煮熟，乘热饮之，致醉则去枕而卧。然有火郁于上而痛者，宜酒合石膏之类治之。又方用芎、归、熟地、连翘各二钱，以薄荷二钱放碗内，将滚汤冲下，鼻吸其气，候温即服，服之立愈。然亦为血虚者设耳。(《续名医类案》)

　　🏵【评议】　感受风寒头痛，用风药不愈者，以有血虚之故。本例所载诸法颇为巧妙，临证可择而用之。

🏵 巅顶并左后脑痛验案 🏵

　　刘云密曰：一妇季冬受寒，至于中春，巅顶并左后脑痛。是原病手足太阳寒水，寒久郁化热上行，以病于手太阳，因风升之化不达，而病亦在左厥阴也。《经》谓过在巨阳、厥阴者诚然。诊者云：手太阳热甚于风，足厥阴热胜于湿，更谓脾肺亦有郁热。余止治手太阳而微兼肺，以手太阳之气化在肺，主气者也。心有微热，并治足厥阴，以风升之化达，而手太阳之气化乃畅，更微利小肠，以通血脉而和其气，并心经之热亦去，故不必多治他经也。按此亦治巅顶之一，因见寒者温治之未尽耳。酒片芩二分半，酒枯芩分半，蔓荆子二分半，防风分半，黄连二分半，柴胡三分，藁本三分，升麻二分，川芎二分，酒黄柏三分，当归三分，木通四分，牛膝三分，水煎一剂立愈。(《续名医类案》)

🌸【评议】　本例病涉传变，数经兼杂为患，医家能审证查因，辨证用药，颇费心思。

🌸 头痛至腰验案 🌸

痢疾自止，头痛至腰，二便得通少安。议通太阳以驱湿郁。

木防己　生白术　紫厚朴　桂枝木　苓皮　广皮
(《扫叶庄一瓢老人医案》)

◉【评议】 痢疾虽止，而湿邪未去，阻遏气机，故头痛至腰，二便得通则湿去而少安，故以健脾渗湿利水为治。此案"驱湿郁"几字颇得要旨。

🎋 气从胁下上窜头痛验案 🎋

气从胁下，上升走络，其至于巅，则为头痛，壮阴和阳，佐以镇摄，自是一定之法。

炒熟地　淡菜　石决明　天冬　西参　蛤壳　牡蛎　川石斛（《缪氏医案》）

◉【评议】 此案为肝阴不足，虚火内生，循经上窜头目则头痛，故以滋阴潜阳为法。

🎋 阳虚误投滋阴头痛案 🎋

茹三五　向来无病，因服地黄丸，反左胁腰中脐旁气攻作痛，间有遗精，目暗虚花或起浮翳。据述用细辛、桂枝翳退，遂加头痛，此体质阳虚，误用阴寒腻浊所致。夫肝主疏泄，肾主藏固。肝宜凉，肾宜温，纳肾佐以通肝，温下仍佐坚阴，以制木火，是为复方。

当归　小茴　补骨脂　胡桃肉　茯苓　穿山甲

炒黄柏　青盐（《种福堂公选医案》）

❀【评议】　体质阳虚，前医误用阴寒腻浊，致生变端。后医辨体与辨证结合施治，诚属恰当。

❀ 内风头痛误用凉散伤胃案 ❀

孔四六　头风伤目，是内起之风。屡投发散清凉，药不对症，先伤胃口。仿《内经》肝苦急，食甘以缓之。

枸杞子　桂圆肉　茯苓　炒熟半夏（《种福堂公选医案》）

❀【评议】　内风头痛，屡投发散清凉而伤胃，故用辛甘化风方法，乃是补肝用意。

❀ 厥阴头痛治案 ❀

吴　厥阴头痛，舌干消渴，心下烦疼，无寐多躁，少腹胀满，小溲滴沥，时时痉搐，最怕厥竭。

阿胶　鲜生地　鸡子黄　小黑穭豆皮

煎半盏，送滋肾丸二钱。（《种福堂公选医案》）

❀【评议】　厥阴头痛出自《伤寒论》，厥阴脉会于巅顶，巅顶部头痛，亦为厥阴头痛之证候特色。《兰室秘藏·头痛门》说："厥阴头项痛，或吐痰沫，厥冷，其脉浮缓，吴茱萸汤主之。"但本案为阴虚动风，故治以育阴潜阳，以阿胶鸡子黄汤加减。

❀ 头痛汗出验案 ❀

治进贤县邑庠①姓赵讳拔元头痛汗出案八十三

古人云：凡治一病，须求一病正面底板，不可潦草折断。若一病正面底板既得，又须从旁四面兼看。其从旁四面，又须究出底板方是，然后合于脉象以为融会，更不可将症与脉分作二处购求，以致茫无一定，此是吃紧至要处所。如进贤县邑庠姓赵讳拔元头痛汗出一案，其病起于乾隆乙未六月初二，因县取为案首，在省应院考试，遍求省城医士调治不效，延至初十上午，病益增甚，头则两边痛如针刺，静坐则可抬举，不惟痛不可忍，且更面色改观而不可着目矣。况次早学宪考较骑射，诸童悉至，是时即要上马，会计时仅有九，正在危急，有一伊县邑庠姓梅，转央伊县邑庠姓胥讳大椿来寓召余往诊。殊余到时，渠先请一伊县廪保姓马在堂诊视，开有一单在案，内有人参、黄芪、黄柏等药，知其病作，气虚受暑。及细问

---

① 邑庠（xiáng）：明清时期州、县学校的别称。

其是否有汗？答曰：汗出不休。知其禀保用参用芪之故，但未知其禀保果将气虚汗出底板审视耳？否则即属潦草妄用矣。盖气虚汗出底板，其汗通身皆有，其胸自必空而不塞，其气自必短而不接，其头痛引两角，自必可以着手，其小便自必清利而长，其饮食自必可进。今揭气虚汗出底板审视，其汗止剂胃口而还，下身无汗，自非气虚可比。再揭四围旁症底板审视，其胸口满而不空，得食滋甚，并时饮呕，其气逆而不舒，其头痛不可以着手，其小便数而不利，而且睾丸肿硬，腰间痛楚，其痛竟喜手按。更诊他脉皆平，惟右关、右尺独高而起，并以舌苔审视中有一团黄黑，然究滑而不燥，此皆浊气上升，故尔冲头而致两角作痛，蒸舌而致苔有黄黑，冲胸而致满不能食，冲于皮毛而致见有一橛①汗出不休耳。向使下焦温和，中焦通达，安有诸般症候乎？倘再妄用参、芪，则滞愈增滞，而水愈不下行，汗益上出不已，头益苦痛不休。进用黄柏以利小便，则寒愈增寒，而小便益见滴点不流，睾丸腰间亦必疼痛不息，斯时功名固属不能，性命亦恐难保。幸而大数未尽，弃其先医姓马，决志从余治疗。本欲即进附、桂以理膀胱气化，俾小

---

① 橛（jué）：一小段。

便顿开，诸症悉减。因有一位执以前药单，示余云：前服过附、桂一单，不惟不效，且更生变。余虽默识生变之由，端不在桂，而在未服桂时之柴胡、贝母，错以桂疑，亦不向渠深辨，姑以平胃小剂，内加小茴、吴茱萸、补骨脂、茯苓等药以进，俟其有效，再投附、桂亦可。果尔服过一剂，而痛微减，至晚更召余诊，旁有一位云：渠昨晚一夜烦躁不安，且今考期逼迫，奈何？余曰：若欲安神，并求应考，非用附、桂不可。其人与余辩曰：前已进过附、桂病甚，安可再进？余始应之曰：错不在于附、桂，而先在于柴胡、贝母。柴胡拔气上行，故两角愈痛，贝母寒伤中州，故中州胀益滋甚。渠见所论颇是，且医有效，遂依原单再加附子、肉桂同投。是夜服止一剂，次早更召余诊，云：昨服过附、桂，一夜熟睡而安，烦躁悉除。余见症脉皆平，病已去其六七，乃更重加附、桂，连进二剂，并嘱上马休服猪肉以阻中气。至午诸疾悉去而射，当经学宪取录，拔取第五，至今思之，虽是伊数未尽，泮水有光，实亦余于临症肯求底板之一验也。

气虚汗出，自有气虚底板可审，何医全不察识，昧昧以至于今，晃雯。

病症果属实热实火，其脉高阜，自应见于左关左尺，何以独见于右？知其无火无热明矣。再进而求诸各症，皆是寒湿内闭不通，惟舌苔见黄黑似属热征，然究滑而不涩，知是阴气内凝，故尔有是。此症若非师审明确，并于各药之性平昔辨别已明，惟据旁人口报，称是误服肉桂，而不知其药错实是妄服柴胡、贝母。倘因此说在胸不化，则药欲进不果，自有止而必败之势。惟师见理明确，故能如此坚治，而治自不致有所失云。门人张廷献。

见理周到，辨症明确，知其拔养有素，故能如此效臻。侄绥之。

（《锦芳太史医案求真初编》）

🌸【评议】 案首"凡治一病，须求一病正面底板，不可潦草折断。若一病正面底板既得，又须从旁四面兼看。其从旁四面，又须究出底板方是，然后合于脉象以为融会，更不可将症与脉分作二处购求，以致茫无一定，此是吃紧至要处所"之语，当为临症者所必须掌握的基本原则。案末晁雯、张廷献、绥之三家的评议，对病因病机和辨治做了精辟分析，值得品味。

🦐 寒传少阳头痛验案 🦐

治族弟太学生名西翰内室吴氏头痛案九十二

头痛须分部位及看兼症，若部位不明，兼症不察，不无混施。但究部位、兼症，要在病源通晓，故一病症临前，或望或闻或问或切，无不深知，不必反复深求，而始知为某经之病也。岁乾隆甲寅，余在余县治病，适有族弟西老内室，因患头痛，召余就诊。余谓头痛身热，有风有寒，有湿有热，而风尤多。即以寒伤三阳为论，而痛在于脑后，症兼恶寒发热，身背俱痛，病在太阳，宜用麻黄、桂枝；痛在面额，症兼有热无寒，目痛鼻干不眠，病在阳明，宜用升麻、葛根、黄芩；痛在头之两侧，症兼寒热往来，耳聋胁痛，病在少阳，宜用柴胡、黄芩。若使不在阳而在于阴，巅顶收引头角，症兼手足厥逆，是为厥阴之经头痛，宜用当归四逆；若见干呕、口吐涎沫，是在厥阴之里头痛，宜用吴茱萸汤；痛连脑齿，症兼烦躁，爪甲俱青，病在少阴，是为真症头痛，虽有严氏所立参附汤治法，终属罔济。惟太阴头痛则无，其余头痛属风，各有所兼。如风兼寒、兼湿、兼痰、兼食、兼火、兼热、兼毒、兼暑、兼气，无在不以风为主，以风属阳，头亦属阳，故风多不离于头也。其风兼寒而见咳嗽鼻涕，兼食而见呕恶，兼气而见胀闷，兼湿而见身重，兼痰而见眼黑头旋，身重如山，胸中兀兀有声，兼火而见眉棱作痛，兼热而见发热实甚。痛有偏正，及或年久不愈，并或口渴鼻渊咽干，兼毒而见项强睛疼，浑身拘急，病风不仁；兼暑而见昏闷不食，与夫痛非风见，止是暑气伤腹，而见霍乱吐泻，皮肤蒸热；暑毒而见昏迷欲死，并或湿热疫毒梅疮，痰郁湿郁，水饮食积，肝火胃火，脚气冲心，气虚精亏，火衰等症，无不皆有头痛症见，不必尽以痛治，但治温疫火热暑诸虚致痛之由，而头痛之症，无不与痛而俱除也。至于痛深而久，见为头风，是合风火湿热与虚俱备，治亦不越所治头痛之法以推，其药之寒热不一。而药又非轻剂可投，如热必用知母、黄柏、黄芩、黄连、石膏、胆星，寒则必用肉桂、川乌、川附，散则必用麻黄、细辛、川芎、白芷、升麻、干葛，与夫天麻、南星、蝎尾之类，其余杏仁、米仁、芽茶，亦所必施，然总不越兼症兼脉以为辨别耳。余诊兄嫂之脉，微觉有弦，而痛又在两边侧角，症见寒热往来，是明寒传少阳，勿作寻常风看，于此而不竟用柴胡，其痛将何止耶？当即开具小柴胡汤以投。但柴胡一味，余最恶医见热妄用，此则确是小柴胡症，又何为而不用耶？第此热不甚深，其小柴胡汤黄芩则当减半以投，更不得谓柴胡竟为无用之物，而致固执而不用耳。

　　头痛症类甚多，要在审其部位，及察寒热虚实上下表里所见兼症兼脉。若不细为审察，但以寻常羌活治头之药塞责，则又非是。男省吾识。(《锦芳太史医案求真初编》)

　　● 【评议】 小柴胡汤为治少阳病之主方，功能和解少阳，和胃降逆，扶正祛邪。本案用之者，以头痛兼有寒热往来也。案首有关头痛的论述，揭示其辨证论治之大纲，对指导临床具有重要意义，值得细读。又案末省吾所按，言简意赅，确是抓住了要领。文中"惟太阴头痛则无"一句，意指太阴经不上头面，然痰与气逆壅于膈，头上气不得畅，则亦可见头痛，其症多见痰湿为患。

❀ 寒水上逆头痛验案 ❀

治同乡同业姓某字某某左连后脑与中头痛案九十三

头为清阳之所，固不容外寒邪内乘，亦不容内阴邪上干。岁嘉庆戊午季春，余有同乡同业姓某字某某者，患有左脑头痛之症，因已服药不慎，及医服药未效而请诊之。余察其人面色暗黑，其痛既非悠悠戚戚，痛无了期，又非倏忽无定，在此在彼，但于所痛之处，若有一针内刺，刺过而痛且止，转身又若一刺，刺即见止，止则又若一刺，如是者已数日矣。问其身有寒热？答曰：无有。问其饮食是否减少？答曰：如故。问其大小二便如常？答曰：但前已服藁本、川芎、防风、柴胡之药，内加黄柏、知母，服则便泄数回，今仍如故，惟于刺痛之处，则更加甚。今早又问在地同业，云：应进用六味地黄加知、柏。服之仍觉不妥。余诊右手三部，其脉微弦而滑，左脉三部竟平而静，并问左腹是否雷鸣，渠答时有一声。因思右脾之脉之症皆有湿阻，而地黄不敢妄投，且应进用苓、半方是。至于痛时一刺，若是外感，何以竟无恶寒发热之症？若是内火冲击，何以竟无口干舌苦之症？明是肾水居左，水气上逆头之清道，故有痛如针刺之弊。况于腹中觉有水响如雷，是即水与气搏之征。此本小病，利其水道即愈，何以竟用六味纯阴大剂以助水，知、柏以削火？火衰则水益胜，在上则于清阳而痛益甚，在中则脾不固而泻作，在下则气不化而溺闭，迨至辗转益剧，或火浮上戴而有汗出过颡①之虞，或阴湿中阻而有五心潮热之苦。于是议其汗出则云气薄，宜以参投；议其潮起则云热蒸，宜以连进。讵知此本阴胜，逆而上冲，凡一切假阴假阳，皆在此处见端。故治亦宜此处先施，当用茯苓三钱，半夏三钱，以泄脾湿之水；牛膝一钱，车前一钱，以引阴气下行而不上干清阳；水盛则火必衰，故附子在所必用；阴无阴物静摄，则阳必上凑，故龟板、龙骨在所必投；而又虑其气滞，故厚朴、大腹皮在所必施。是药嘱其日服一剂而病自除。越日余遇病者在途，

---

① 颡（sǎng）：额。

云：药已服一剂即愈，此果效见。余谓：若仍进用六味、知、柏，必致辗转生变，而医更无定评，可不慎欤！

头痛不尽属风属火，亦有无火而见下部之阴上攻于头之症。无奈今之治病，总是火字不绝于口，若果如斯，看来治病甚易。男省吾识。（《锦芳太史医案求真初编》）

● 【评议】 真寒假热之证，辨之不易，全在临证细心体察耳。省吾按语，值得细读。

❀ 脾胃虚寒痰滞头痛案 ❀

治同县城南邹胜恒内室某氏头痛案九十四

头痛属风，谁曰非是？若兼胸膈作紧，饮食不消，则又不得仅以风疑。岁嘉庆戊午孟夏，时有邹胜老内室头痛，招余甚急，渠云：先请渠族进用芩、连，其痛如劈，潮热异常，口渴思饮，脚冷筋挛，又用川芎茶调散兼用柴、芩，而痛如故，现在六脉慌乱，继即进用附子，亦觉不合。余见六脉俱乱，痛如刀劈，欲按不能，不按不得，痛实在于左侧连及顶心脑后足太阳膀胱之界，亦非两边足少阳正穴。余置是病不问，且思六脉张惶，重按无力，更见胃脘微微作痛，必喜手按。医者总疑脑痛之症属风属热，殊不知渠病果属热，其舌自有重苔而涩，而舌止见微苔而滑，此非实热可知。又见心痛喜按，其痛缓而不急，明是挟有寒积，何以总属热疑？无怪胃阳不冲，得其芩、连而寒益逆，上升以犯清阳，加之芎、柴拔其阴火，故尔头痛如劈。岂若风火内炽，六脉浮洪，重按有力。当用姜、半、白蔻以开胸膈痰滞，又用附、沉、五味使火归于有肾，炒芍、吴萸、小茴、牛膝，使阴下行于左，从其小肠膀胱而出。嘱其日服而潮即退，不退即除生姜用炭姜，或加乌梅而潮自止。所以头痛不专指风，膈痛不专指热之，当切脉分其有力无力以为治也。

一头痛症耳，而医专言属风属热，并不言其是痰是寒是滞，看来俱是千手雷同。男省吾识。(《锦芳太史医案求真初编》)

◉【评议】 临证有"舍症从脉"和"舍脉从症"之说，具体如何掌握和操作，全在医者之经验，本案即是此例。省吾按能击中时弊，有益临床不浅。

🌸 肝胆风阳上升头痛案 🌸

肝胆风阳上升，左半头痛，倏忽无定，右目昏蒙，心烦扰不寐，饥而善食，内风掀旋不熄，营液消耗，恐有痉厥之虑，宜养阴柔肝为主。

大生地三钱　石决明二钱　阿胶二钱，炒成珠　炒白芍二钱　麦门冬一钱　女贞子一钱　甘菊花二钱　白茯苓二钱　羚羊角五分　钩藤八分

水同煎服。(《南雅堂医案》)

❀【评议】《黄帝内经·素问》曰："头疼巅疾，下虚上实，过在足少阴、巨阳，甚则入肾。徇蒙招尤，目眩耳聋，下实上虚，过在足少阳、厥阴，甚则入肝。"此案肝肾阴虚于下，风阳亢胜于上，养阴潜阳，自是正治之法。

❀ 遇寒热劳役头痛便发案 ❀

少年斲丧①太过，一遇寒热劳役，头痛便发，岑岑欲卧，由下元亏损，水不能养木，则木气燥烈，龙雷之火，时时冲击，上升巅顶，是以头痛而晕，宜峻补肾中之水，稍用补火之品佐之，患始可平，先进三剂，病减再进五剂，方列后。

干地黄五钱　山茱萸三钱　白茯苓二钱　怀山药三钱　粉丹皮二钱　泽泻二钱　肉桂五分　川芎八分 (《南雅堂医案》)

❀【评议】　下元亏虚，无以滋养风木，龙雷之火

---

① 斲（zhuó）丧：指因沉溺酒色以致伤害身体。

上升巅顶而致头痛，治以滋补肾阴，少佐肉桂为"阳中求阴"之法，亦寓引火归元之意。

头痛寒邪在表案

脉紧，头痛项强，寒热往来，咳嗽时流清涕，背痛恶寒，此寒邪在表也，用疏散法。

羌活一钱五分　防风一钱五分　苍术一钱五分，制　白芷二钱　川芎二钱　生地二钱　黄芪二钱　甘草二钱　细辛五分　加生姜两片　葱白三茎

同煎服。（《南雅堂医案》）

🌕【评议】　头痛兼脉紧、项强、寒热往来，咳嗽、背痛恶寒等症，当为寒邪在表，治以疏散为是，观其用黄芪者，意在扶正以达邪。

头痛如裂牙龈肿痛案

诊得脉浮大，头痛如裂，牙龈肿痛，症系水亏火旺，拟用玉女煎，方列于后。

生石膏三钱　熟地黄四钱　麦门冬二钱　牛膝一钱五分　肥知母一钱五分

水同煎服。（《南雅堂医案》）

●【评议】 脉见浮大，头痛如裂，牙龈肿痛，水亏火旺明矣。治用玉女煎以养阴清热降火之法。

❀ 头胀作痛用清降法案 ❀

虚阳上攻，痰涎壅盛，气不得降，致头胀作痛，用清降法。

紫苏子二钱五分，炒研　法半夏二钱五分　制厚朴一钱
陈皮一钱去白　前胡一钱　炙甘草一钱　当归身一钱五分
沉香五分（《南雅堂医案》）

●【评议】 虚阳上攻，痰涎壅盛，气不得降，故治以化痰降气为法，方用苏子降气汤加减。苏子降气汤本治上盛下虚、痰涎壅盛、喘嗽短气、胸膈痞闷、咽喉不利等症，本例用其治痰湿头痛，乃异病同治也。

❀ 头顶百会肿痛治案 ❀

阴虚风阳上越，头为诸阳之首，高巅之上，惟风可至，风至则百会肿痛，宜滋阴熄风为治。

生地四钱　当归身二钱　白芍药二钱　羚羊角五分
石决明二钱　煨天麻一钱五分　甘菊花二钱　栀子一钱五

分，炒黑　**粉丹皮**—钱　**刺蒺藜**—钱

水同煎服。(《南雅堂医案》)

❀【评议】　此案为风火上攻，治以清肝疏风为要。用药平正公允，为今人所习用。

❀ 头痛时发时止案 ❀

素患头痛，时发时止，且痛多在于左，此系郁气不宣，风邪袭于少阳之经，遇忧怒劳役，则痛愈剧，加以风寒外邪，痛更难忍，久痛不愈，必至坏目，《经》云：火郁发之。木气疏则其恙自平，病发时进一剂，次日即用八珍汤二服，免正虚邪复，乘机而入，斯为善后之策，方列于后。

炒白芍三钱　**川芎**四钱　**制香附**—钱　**白芥子**—钱五分　**柴胡**八分　**郁李仁**八分　**白芷**五分　**甘草**八分（《南雅堂医案》)

❀【评议】　本例头痛症见时发时止，遇忧怒劳役，则痛愈剧，为本虚标实之候，药用疏肝之剂与八珍汤配合并用，亦属妙法。"久痛不止，必至坏目"，对照西医学，可能与眼压增高有关，如青光眼等病。

🐚 头痛兼苦烦躁治案 🐚

阴虚不足，邪热上蒸，脉弦头痛，兼苦烦躁，系水亏火动所致，宜补阴为主，以六味加味治之。

干地黄五钱　　山萸肉三钱　　怀山药三钱　　粉丹皮二钱
泽泻二钱　　白茯苓二钱　　肉苁蓉二钱　　细辛一钱　　川芎八分

水同煎服。(《南雅堂医案》)

🌀【评议】　阴虚不足，水亏火动之证，治以壮水之主以之阳光之法，颇是。细辛虽为治疗头痛之要药，但为马兜铃科植物，其中所含的马兜铃酸对肾脏有一定毒性，肾功能不全者应慎用，故古人有"细辛不过钱"之说。

🐚 头痛筋惕脉数虚而动案 🐚

阳气浮越，头痛筋惕，脉数虚而动，为阴气大伤之征，用镇摄法治之。

生地三钱　　左牡蛎四钱　　人参一钱　　阿胶二钱，炒成珠
炒白芍二钱　　天门冬一钱　　炙甘草八分

水同煎服。(《南雅堂医案》)

🌀【评议】　阴气大伤，无以濡养经脉，阳气浮越，故见头痛、筋惕，脉数虚而动，治以育阴潜阳之法，

颇为得当。

舌强干涸头偏痛案

舌强干涸，头患偏痛，由暑风湿热混于上窍，津液无以运行，因滞而作痛。《经》云：通则不痛，用清散法。

连翘三钱，去心　桑叶二钱　石膏二钱　蔓荆子一钱　生甘草一钱　羚羊角八分　滑石二钱　荷梗二钱（《南雅堂医案》）

【评议】　暑湿头痛，当用清散，其方药洵可效法。症见"舌强干涸"，貌似阴虚，实为邪阻津液不布所致，虚实有别，须予鉴别。

每逢春令头痛频发案

自称每逢春令，头痛频发，烦闷增恶风寒，不思饮食。盖元气素弱，真阳不足，春气发生之际，不能随之上舒，故痛闷殊甚。病由内伤所致，非挟有表邪。若徒事发散，是谓虚虚，宜补其元气。庶清浊有升降之机，凤恙不难渐平，方列于后。

炙黄芪三钱　白术三钱，黄土微炒　人参二钱　当归

身二钱　炒白芍三钱　川芎一钱　天花粉一钱　柴胡一钱

蔓荆子一钱　陈皮五分　炙甘草五分

水煎服。(《南雅堂医案》)

❀【评议】　东垣引《金匮真言论》云："东风生于春，病在肝，俞在颈项，故春气者，病在头。"此案病由清气不能上升头面，为气虚头痛，故治以补中益气之法。

❀ 头左右俱痛治案 ❀

诊得脉象弦数，苔黄而厚，头左右俱痛，乃少阳、阳明湿热，挟风阳上逆，用升散法。

制半夏二钱　陈皮一钱　白茯苓一钱　川芎一钱　天麻一钱　白芍一钱　当归身一钱　细辛八分　白芷八分炙甘草五分　荆芥一钱　薄荷五分　防风一钱　羌活五分

水同煎服。(《南雅堂医案》)

❀【评议】　此案既有湿热，又有风木上攻，故以化痰祛湿、清热疏风之治。

❀ 头痛如裂兼作干呕案 ❀

头痛如裂，兼作干呕，病在厥阴无疑。

吴茱萸_{二钱}　人参_{一钱五分}　生姜_{四钱}　大枣_{四枚}

（《南雅堂医案》）

❀【评议】《伤寒六书》云："厥阴头痛，干呕吐涎沫，吴茱萸汤。"此案与之相应，为厥阴头痛之寒证。

❀ 脑后掣牵作痛治案 ❀

望七之年，真元已虚，寒邪上受，经脉不和，脑后掣牵作痛，乃风邪干触所致，拟用清散之法。

连翘_{二钱，去心}　甘菊_{二钱}　蔓荆子_{一钱}　苦丁茶_{八分}　荷叶_{一钱}　薄荷_{五分}

水同煎服。（《南雅堂医案》）

❀【评议】　此案虽言真元已虚，但风邪干触，遵"急则治其标"之旨，仍宜清解之法。

❀ 水亏火旺头脑胀痛案 ❀

脉浮大兼洪，头脑胀痛，乃水亏火旺之象，用清降法。

生石膏_{三钱}　大熟地_{四钱}　麦门冬_{二钱}　知母_{一钱五分}　牛膝_{一钱五分}

同煎服。(《南雅堂医案》)

❀【评议】 观其处方,乃玉女煎,可知其病机为阳明阴虚火旺,其头痛多在前额部位。

❀ 久苦头痛遇风即发案 ❀

久苦头痛,遇风即发,法以疏散为主,拟用川芎茶调散,积年老病,非久缓图之不为功,照下方修服。

川芎一两　羌活一两　防风一两　香白芷一两　薄荷一两　炙甘草一两　荆芥一两　细辛五钱

上药七味,研为末,饭后清茶调服二钱,日服三次。(《南雅堂医案》)

❀【评议】 前贤有云:"高巅之上,惟风可到。味之薄者,阴中之阳,自地升天者也。在风寒湿者,固为正用,即虚与热者,亦假引经耳。"此案亦为外风引发,故用风药治之。盖川芎茶调散出《太平惠民和剂局方》,功能疏散风邪,升清泄热,为治正偏头痛的传世名方。

❀ 上热下寒头痛治案 ❀

上热下寒,头目肿痛,烦闷不得安眠,足肢冷,大便微秘。

炒川连—钱　黄芩—钱，酒炒　炙甘草—钱　桔梗—钱　连翘—钱　当归身—钱　柴胡—钱　升麻—钱　大黄八分，酒炒

水同煎服。(《南雅堂医案》)

❀【评议】　此案上热下寒，清热与升提并用，确属妙法。惟乏温暖下寒的药物，乃美中不足之处。

❀ 少阳头痛治案 ❀

脉弦，阴虚火旺，头左右俱痛，口苦作呕，痛及两胁，证属少阳一经，确无疑义，用逍遥散加减法。

柴胡—钱　当归身—钱　炒白芍—钱　白茯苓—钱　炙甘草五分　姜制半夏—钱　黄芩—钱　川芎八分　煨姜五分　薄荷八分

水同煎服。(《南雅堂医案》)

❀【评议】　此案证属少阳头痛，用逍遥散而不用小柴胡汤，因其无寒热往来之症也。既言阴虚，当佐用养阴药。

❀ 头痛连及两颧耳后牙龈案 ❀

头痛连及两颧，耳后牙龈，并苦胀痛，系胆胃两

经伏邪未清，从阳明少阳合治。

连翘_{二钱} 赤芍药_{一钱} 甘菊花_{二钱} 白芷_{一钱} 牛蒡子_{一钱} 葛根_{一钱} 羚羊角_{五分}

同煎服。（《南雅堂医案》）

❀【评议】 阳明胃经行于面，少阳胆经行于头之侧。头痛连及两颧，耳后牙龈胀痛，显为胆胃炽热循经上攻。治当清阳明与泻少阳炽热并施。本例似为西医学中的"三叉神经痛"。

❀ 大醉醒觉头痛如破案 ❀

自述大醉之后，曾当风而卧，醒觉头痛如破，往来无定，病由中酒而起，大醉则阳气发越过甚，风为阳邪，头为诸阳之首，邪随酒气而入，是以往来作痛，治宜祛散风邪为主。

川芎_{三钱} 香白芷_{二钱} 细辛_{八分}

同煎服。（《南雅堂医案》）

❀【评议】 酒后头痛较多见，因为酒精会刺激脑血管导致痉挛症状的出现，同时酒精也会扩张脑血管，导致脑血管搏动性增大。本例所用药仅三味，均为辛香通窍之品，具有药简效宏之功。宜加葛花、枳椇子等品，效当更佳。

🎴 肾厥气逆头痛治案 🎴

脉举之则弦，按之状坚如石，头痛如裂，系肾气不足，气逆上行，谓之肾厥，拨用古方至真丸治之，列方于后。

净硫黄_{二两}　煅石膏_{一钱五分}　半夏_{一钱五分，洗净}
硝石_{一钱五分}

上药为末，生姜捣汁糊丸如梧桐子大，阴干。每服二十丸，米汤送下，并灸关元穴百壮当效。(《南雅堂医案》)

🔴【评议】　本例方药为寒温并用之法，硫黄可回下焦阳气，半夏辛温化痰，石膏、硝石以清热，合用生姜、灸关元诸法，为急救之用。待有转机，当培本为要。方中硫黄有毒，用之宜谨。

🎴 风热上攻头昏然作痛案 🎴

风热上攻，头昏然作痛，主以菊花散。

甘菊花_{一钱五分}　防风_{一钱五分}　蔓荆子_{一钱五分}　石
膏_{一钱五分}　旋覆花_{一钱五分}　枳壳_{一钱五分}　羌活_{一钱五分}
炙甘草_{一钱五分}　加生姜_{三片}

水同煎服。(《南雅堂医案》)

❀【评议】 菊花散出自《圣济总录》，功能疏风宣透、清热明目，主治肝肾风毒气冲，眼目肿痛昏暗。本例方药疏风清热，为风热头痛正治之法。

❀ 真头痛暴发急救案 ❀

头痛暴发，双目红赤，脑如破裂，是邪已入脑，所谓真头痛是也。症系至险至危，法本不治，幸手足虽寒，尚未至节，速用三路解救法，冀可挽回于万一，急灸百会穴三壮，随吞黑锡丹三钱，再进汤药一剂，方列于后。

川芎八钱 辛夷二钱五分 细辛八分 当归身八钱
蔓荆子二钱

服药后覆被安卧，得微汗乃吉。(《南雅堂医案》)

❀【评议】 本例为危急之症，急用灸百会穴、吞黑锡丹、进汤药三法并进，属急救之法门。《医学集成》云："真头痛朝发夕死，补中汤加川芎、蔓荆、附子，间服八味丸，灸百会穴三壮。"亦是三法同用，可以互参。

❀ 风致巅顶作痛案 ❀

阳气过动，变化风火，乘势升降迅速，致巅顶作痛，系厥阴、阳明偏热所致。

冬桑叶二钱　连翘二钱，去心　粉丹皮一钱五分　玄参一钱　炒栀子二钱　荷叶二钱

水同煎服。(《南雅堂医案》)

●【评议】《金匮翼》云："肝厥头痛者，肝火厥逆，上攻头脑也。其痛必在巅顶，以肝之脉与督脉会于巅故也。"此案为肝木之火上攻头脑，治以清肝疏风。另，此案与《临证指南医案》"头痛门"中徐姓案类似，"徐（六七）冬月呕吐之后，渐渐巅顶作痛，下焦久有积疝痔疡，厥阴阳明偏热。凡阳气过动，变化火风，迅速自为升降，致有此患。连翘心、元参心、桑叶、丹皮、黑山栀皮、荷叶汁"，用药堪称一脉相承，可相互印证。

🌸 遇阴寒头即阵阵作痛案 🌸

脉微怠倦少气，遇阴寒头即阵阵作痛，症属阳虚无疑，拟以扶阳为主，师东垣法，用补中益气汤并加味治之。

炙黄芪一钱五分　人参一钱　炙甘草八分　炒白术一钱　陈皮五分　当归身八分　川芎五分　蔓荆子八分　升麻三分　柴胡三分　加生姜三片　大枣两枚

煎服。(《南雅堂医案》)

🌸【评议】 《内外伤辨惑论》卷中谓补中益气汤主治"气高而喘,身热而烦,其脉洪大而头痛",并谓"头痛可加蔓荆子,痛甚加川芎"。此案脉微急倦少气,头痛阵作,确属阳虚,温中益气恰为正治。

🧧 阴虚火动头痛烦躁案 🧧

头痛烦躁,脉弦,系阴虚火动之症,方列后。

大熟地五钱　怀山药二钱　枸杞子二钱　白茯苓一钱
山萸肉一钱　炙甘草一钱　肉苁蓉一钱　川芎八分　细辛五分　水煎至八分食后服。(《南雅堂医案》)

🌸【评议】 本例为阴虚阳亢,虚火上炎之证,治以滋阴潜阳之法,然此案症见烦躁,脉弦,肝火尤盛,似可加山栀、丹皮等清肝之品以折其火势。

🧧 风邪外袭头痛脘闷案 🧧

头痛脘闷,客邪外袭,拟用辛散一法。

连翘二钱　桔梗二钱　杏仁三钱,去皮尖　橘红一钱
苏梗二钱 (《南雅堂医案》)

🌸【评议】 风邪外袭,治以辛散之法。此案与

《临证指南医案》"寒门"中"某寒热。头痛脘闷。淡豆豉、嫩苏梗、杏仁、桔梗、厚朴、枳壳"案相似，可相互参考。

肝阳上扰偏风头痛案

偏风头痛，肝阳内扰也。久必损目，且防延及右边。以养肝熄风主治。

制首乌　羚羊角　蒺藜　牡丹皮　桑叶　钩藤　炒白芍　石决明　菊花　蔓荆子　荷叶（《斠山草堂医案》）

●【评议】《类证治裁·头痛》说："内风扰巅者，筋惕，肝阳上冒，震动髓海。"除头痛外，尚有眩晕、烦躁易怒、睡眠不宁等症，治当壮水柔肝以息风火。

虚风头痛连及脑骨案

虚风头痛，连及脑骨，非外因浅证可比也。治在肝阴。

制首乌　炒阿胶　枸杞子　粉丹皮　甘菊花　炙龟板　炒白芍　料豆皮　冬桑叶　干荷叶（《斠山草堂医案》）

●【评议】 此亦阴虚风动，上攻巅顶头痛之证，处方法度严密，配伍合理，用药的当，组可师法。

虚风头痛心跳头晕案

虚风头痛，且心跳头晕，不易脱根，防目光损坏。

制首乌 炒白芍 石决明 桑叶 料豆皮 茯苓 炙龟板 羚羊角 甘菊花 丹皮 白蒺藜 (《斡山草堂医案》)

●【评议】 此案与上案相似。上案云"非外因浅证可比"，下案云"不易脱根"，均说明此类头痛的顽固性，符合临床实际情况。

少阳风动致头痛案

偏头痛，乃少阳风动为患，防损右目。治以清中兼散为主。

羚角片 石决明 荆芥 蒺藜 黑山栀 钩藤 冬桑叶 秦艽肉 甘菊 橘白 蔓荆子 (《斡山草堂医案》)

●【评议】 此案与《吴鞠通医案》中"章氏，七十二岁，癸丑正月二十八日。老年下虚上盛，又当厥阴司天之年，厥阴主令之候，以致少阳风动，头偏右痛，目系引急，最有坏眼之虑，刻下先与清上。羚羊角三钱，刺蒺藜一钱，连翘一钱，桑叶二钱，茶菊花二钱，生甘草八分，桔梗钱半，苏薄荷八分。日二帖，服二日"案相似，可相互参考。

🌺 少阳、阳明郁热头痛案 🌺

少阳、阳明郁火内炽，头额作痛；脉不见弦，尚未大害。

薄荷　羚羊角　山栀　甘菊花　生草　桑叶　石膏　枣仁　蔓荆子　橘红（《鞒山草堂医案》）

🌸【评议】　此前数案，皆为肝火上炎而致头痛，实则以清肝泻火，虚则以滋阴息风。然亦有外风引动内风者，可加风药同用。兼有阳明郁热，则辅以清热。

🌺 肝风头痛误投温散案 🌺

郑妇年近三旬，质亏多郁，证患头痛，上及巅顶，下连齿颊。医称太阳风邪，药用羌、防、芎、芷，痛剧而厥，呕吐不食，经脉动惕。予曰：此肝风病也。《经》云：诸风掉眩，皆属于肝。下虚上实，为厥巅疾，究由水虚不能涵木，怒木生风，勃勃欲动，误投温散，益助其威，鼓舞鸥张，渐变痉厥，诚可虑耳。方用地黄汤加菊花、钩藤、白芍、甘草，数服稍应。思阳但上冒，阴不下吸，熄风务用咸寒，潜阳必须介类。方加阿胶、鸡子黄、牡蛎、龟板，取用磁石为引，使其吸引肝肾之气归原，服之病释。(《杏轩医案》)

● 【评议】 世医多言"高巅之上，惟风可到，故味之薄者，自地升天者也。所以头痛皆用风药治之"。然不知过投温散，贻害无穷。本例幸得医家学识过人，见症知源，用滋阴潜阳而病释。案谓"阳但上冒，阴不下吸，熄风务用咸寒，潜阳必须介类"，乃阅历有得之见，切记。

🌸 头痛预见真脏脉失治案 🌸

汪某冲年，质薄且多斫丧，头痛时作时止。夏间诊脉弦急而枯，嘱以脉象欠佳，速宜静养，多服补药，切勿因循。病者以疾虽时发，然寝食如常，犹不为意。逮冬至前二日，忽目花面赤，昏晕不支，延予至，势已败坏，且无力服参，因辞不治，逾日而逝。是病虽败于冬，而真脏脉早见于夏，乃枝叶未害，本

实先拨故也。(《杏轩医案》)

❀【评议】 本例头痛,脉见真脏之象,虽医家预先明言,然患者不以为意,失于治疗,殊为可惜。

❀ 头痛忽变痉厥不治案 ❀

黄曙堂翁乃郎头痛忽变痉厥,续见数证,皆不治。头痛久而不愈,名曰头风。头风多害眼,方书固已言之矣。尚有一种突变神迷肢掣,不可救治之证,前贤未经道及。曾见曙翁乃郎,年约十岁,头痛时发,予因他事过其家,见儿号泣,询之,翁告之故,出方药,皆辛散之属。予曰:此由先天不足,木失水涵,风阳上冒,辛散不宜。翁求方,疏归芍地黄汤付之。翁惑旁言,遂置不服。仍请原医看视,以为前药尚轻,更增细辛、藁本,一夕痛剧而厥,手足瘛疭,急来延予,予曰:肝风动矣,不可为也。翁恳拯救,勉用熟地、党参、麦冬、阿胶、炙甘草、麻仁、枣肉、茯神、白芍,合复脉汤,参入牡蛎、龟板,方诸水①介潜之法,不验。辞之。更医无功,迁延数日而

---

① 方诸水:《本草纲目》将其列为“明水”之释名。方诸是一种大蚌的名字。月明之夜,捕得方诸,取其壳中贮水,清明纯洁,即是方诸水。气味甘、寒、无毒。

殁。续见仇姓稚子，及方氏女，证同，皆不治。推详病机，证属头痛巅疾，下虚上实，治当上病下取，医昧病原，恣行辛散，以致变幻，其理显然。凡诸痛厥可治者尚多，惟此证一经神迷，即莫能救，此其故，岂所谓甚则入肾，内夺而厥，则为喑痱者欤？初集载有郑氏妇一证，予虽为治愈，然亦幸也。（《杏轩医案》）

● 【评议】 此案虽未得效，然医家所载多例为后世增加见闻，亦是救人之举。

❀ 下虚风阳上攻头痛案 ❀

方竹坪翁头痛，质亏烦劳，证经多日，诊脉虚弦带急，精神欠充，夜寐少逸。询其病初，并无寒热，知非外因。惟头痛乍轻乍重，推求其故，东垣云：内伤头痛，时痛时止，究缘烦劳抑郁，水不涵木，肝风上扰清空，鼓动不定。夫头痛神烦，倏然而至，迅速莫如风火。但身中阳化内风，非发散可解，寒凉可平，必须阳和，庶乎风熄。经旨以下虚则上实，阴伤阳浮冒，上病疗下，滋苗灌根，语可味也。（《杏轩医案》）

● 【评议】 此例叙述颇为精当，可谓至理名言，惟未见方药，颇为可惜。

🌸 怒则少阳两侧头痛验案 🌸

余治一人，遇怒则少阳两侧头痛。先用小柴胡汤加茯苓、山栀，二服而效。继用六味地黄丸壮水之主，以镇阳光，而再不发。(《齐氏医案》)

🌸【评议】 本例为本虚标实之证，故先疏肝以治其标，后滋阴以固其本。

🌸 遇劳则头痛治案 🌸

治商姓者，遇劳则头痛。余曰：脾阴下陷，阳虚不能上升。遂与补中益气汤加蔓荆子而痊。(《齐氏医案》)

🌸【评议】《金匮翼》云："气虚而痛者，遇劳则痛甚，其脉大。"此例恰可与之印证。

🌸 两太阳缓痛时发时止案 🌸

戴通源典

脉象沉弱，两太阳缓痛时发时止，当午更胜，微寒微热，食减足软。此由脾胃亏损，前会有失血之症，气分未能复原，当此土火气交之中，最宜小心调理，拟薛氏补中法。

炙黄芪一钱五分　西党参三钱　蒸冬术一钱　炙甘草五分　归身一钱五分　柴胡三分，蜜水炒　茯苓二钱　炒白芍一钱　炒桑枝一钱五分　大枣二枚　生姜一小片

又　右脉渐和，左脉仍弱，午后头胀，左足尚软，其为阴虚湿胜可知。再用四物合茶调法。

大熟地五钱，砂仁炒　归身二钱　大白芍一钱五分　川芎五分，酒炒　甘枸杞二钱　黄菊花一钱　牛膝一钱五分　炒薏米五钱　酒炒桑枝三钱

又　照前方加：

制半夏一钱五分　陈皮一钱

丸方遗失

问：治此症者，多用表散，今独以补剂收功，何其异也？曰：此即内伤外感之辨矣。东垣云：外感头痛无休，内伤头痛时止时发。此人曾经失血，中虚已不待言。且微寒微热，食减脚软，又属脾虚湿甚之象。薛氏补中法，既能益气升阳，又可健脾利湿，服之而效，中病故也。余岂好与时医立异哉！（《吴门治验录》）

◉【评议】　头痛绵绵，时发时止，证属内伤头痛。

其特征为起病渐缓，痛势由轻渐顽，时发时止，故治以扶正为主。案末所问所答，点出了本例治法的诀窍。尤其是对外感内伤头痛之辨证，能击中要害，极有参考价值。

🐾 老年妇女血虚头痛案 🐾

俞妪_{吉由巷} 脉沉数而涩，年过五旬，天癸未断，逢期四肢抽痛，两三日始安，血虚不待言矣。现左偏头颅刺痛，牵连耳后，十余年前，曾有此疾，现复举发，总宜养血息风为是。

地黄一两，生熟各半　川芎六分，酒洗　白归身三钱 炒白芍一钱五分　炙龟板四钱　炒牛膝一钱　池菊炭一钱 五分　石决明一两，盐水煮　枸杞子二钱，炒黑　冬桑叶一钱

又　照前方加：

蛤粉炒阿胶二钱

煨枣方：

南枣二斤　绵黄芪二两　黄甘菊五钱　冬桑叶二两 新会皮五钱

上用水同煮，以枣烂为度，去药，单食枣，每空心，啖七枚，开水送。（《吴门治验录》）

🌸【评议】　此案叙述明晰，辨证亦确，用药恰当，

当能取效。其后所附煨枣方，颇具巧思，可为养生妙法。

🌀 头痛忽发忽止间有脘痛少食案 🌀

傅萧山 十六岁

脉左沉右浮，先天不足，阴虚阳越，故头痛忽发忽止，间有脘痛，少食，年已成童，人道未通，皆肝肾不足之故，宜用育阴回阳法。

大熟地四钱 怀山药二钱 茯苓二钱 炙龟板三钱 怀牛膝一钱五分 归身二钱，小茴香炒 甘枸杞一钱 池菊炭一钱五分 鹿胶一钱，蛤粉炒 鲜荷梗三尺

又 右脉稍起，左脉仍沉弱无力，先天真水不足，外无他病，惟人道未通，自应用填补真阴，以通阳道。

制首乌四钱 甘枸杞二钱 沙苑蒺藜三钱，盐水炒 菟丝子一钱五分 陈阿胶一钱五分 车前子一钱 炙龟板三钱 鹿胶一钱，蛤粉炒 韭根白一钱 放淡海参一两

煎汤代水。二十服愈。(《吴门治验录》)

🔘【评议】 本例医家凭脉辨证，以"脉左沉右浮，先天不足，阴虚阳越"，辨为肝肾不足，用育阴回阳法，二诊获效，确有独到之处。

🦋 头痛目昏久而不愈验案 🦋

余贵行内　五十一岁

左脉沉缓，阴分素有寒湿；右脉弦数，阳明之热夹湿上蒸头目，头痛目昏，久而不愈。此由肺不司降，浊阴上蒙之故。法宜清降为先，继以温滋，自可复旧。

桑白皮一钱五分，蜜炙　葛根一钱　薄荷叶四分　池菊炭一钱　蔓菁子一钱　茯苓三钱　百合四钱　谷精草三钱　牛膝一钱，盐水炒　鲜荷梗三尺

又　脉仍沉滞，右手寸关微见小数，此积湿化热上蒸肺部，故两目白睛昏黄不清，视物不能清爽，且头目之间，自觉有一团昏浊之气上蒙，仍宜降浊升清为治。

北沙参四钱　桑白皮一钱五分　地骨皮二钱　密蒙花一钱　黄甘菊花二钱　赤小豆三钱　绿豆皮三钱　谷精草三钱　冬桑叶三钱　生薏米五钱

又　照前方去地骨皮加：细生地三钱　煅磁石一钱　生甘草五分

十服愈。(《吴门治验录》)

🌼【评议】　本例医家精于脉证，从左脉沉缓而知阴分素有寒湿，右脉弦数阳明之热夹湿上蒸，按证处

方，三诊而愈。

🌀 风阳上受巅顶抽痛验案 🌀

顾_{平江路}

脉左强右弱，素质气分亏弱，偶为风阳上受，巅顶抽痛，两旬不解，现又移至右偏头痛，法宜益气祛风可愈。

生黄芪_{一钱五分}　防党参_{三钱}　於术_{一钱}　茯苓_{三钱}　制半夏_{一钱五分}　炙草_{五分}　炙升麻_{三分}　藁本_{五分}　防风_{一钱}　黄甘菊花_{一钱}

又　头痛已止，右脉稍嫌沉缓，腹胀，眉棱骨酸，皆系寒湿积于中宫，久而化热上蒸之故。宜健脾利湿为治。

炙黄芪_{一钱五分}　炒黄芩_{一钱}　蒸冬术_{一钱五分}　制半夏_{一钱五分}　陈皮_{一钱}　茯苓皮_{三钱}　大腹皮_{一钱五分}　车前子_{一钱五分}　川草薢_{三钱}　炒薏米_{三钱}

又　脉平而沉，诸症俱愈，惟素体血虚多火，阴津不能上承，宜养阴和胃法。

原生地_{三钱}　怀山药_{一钱五分}　川石斛_{三钱}　白归身_{一钱五分}　炒白芍_{一钱}　大麦冬_{三钱}　肥玉竹_{五钱}　新会皮_{一钱}　炙甘草_{五分}　南枣_{二枚}

又　照前方加：

炒熟地三钱　炒牛膝一钱五分　酒炒宣木瓜一钱

丸方：

人参固本汤，合六味、六君蜜丸，每服四钱，开水送。(《吴门治验录》)

🌸【评议】《证治准绳·头痛》云："左脉不足，血虚。右脉不足，气虚。左右俱不足，气血俱虚。"本例脉见左强右弱，素体气分亏虚，故方药初起多以健脾和胃加减为治，风阳上受头痛，则兼疏风定痛，中焦寒积，则兼健脾利湿。待得诸症平复，又以养阴和胃以培本，并以健脾补肾之丸药以收功。又，本案乃辨体、辨证结合施治的范例，值得细读。

🦂 肝胆风阳上攻头痛案 🦂

张　头痛巅疾，下虚上实，过在足少阳、厥阴，甚则入肾，眗蒙昭尤。经文明指肝胆风阳上盛，久痛不已，必伤少阴肾阴。肾阴一衰，故目眗眗①无所见，而腰痛复起也。前方清镇无效，今以育阴、潜阳、镇逆法。

生地　龟板　杜仲盐水炒　牡蛎　茯神　枣仁　磁

---

① 眗(huang)眗：视物不明。

石　　阿胶_{米粉炒}　女贞_{盐水炒}　沙苑_{盐水炒}　石决明

　　渊按：此厥阴头痛也。三阴经皆至颈而还，惟厥阴上额交巅。甚则入肾者，木燥水必亏，乙癸同源也。（《王旭高临证医案》）

　　❀【评议】　厥阴之脉会于巅顶，故头痛在巅顶。厥阴头痛，有寒证、热证、虚证、实证之不同，治法各异。本例乃上实下虚，即肾阴下亏，风阳上盛之证，故用育阴、潜阳、镇逆法，所谓"乙癸同源，肝肾同治"，此等证是也。

❀ 头左偏痛连及左目难开案 ❀

　　何　肝风阳气上冒，头左偏痛，连及左目难开，胸脘气胀，肝木乘胃。法以泄降和阳。

　　羚羊角　蔓荆子　川连　刺蒺　池菊　钩钩　石决明　神曲　茯苓　半夏　桑叶（《王旭高临证医案》）

　　❀【评议】　观其处方用药，乃风阳上僭之证，为肝经实热所致，与水不涵木有别，故治以清泄为主。西医学中的血管性头痛、眼源性头痛、高血压头痛，多属此类头痛。

❀ 右目昏蒙左半头痛验案 ❀

　　潘　情怀郁勃，肝胆风阳上升，右目昏蒙，左半头痛，心嘈不寐，饥而善食，内风掀旋不息，痛势倏忽无定，营液消耗，虑其痉厥。法以滋营养液，清息风阳。务宜畅抱，庶克臻效。

大生地　元精石　阿胶　天冬　池菊　羚羊角石决明　女贞子　白芍　钩钩

复诊　服滋阴和阳法，风阳稍息。第舌心无苔，心嘈善饥，究属营阴消烁，胃虚求助于食。议滋柔甘缓。

大生地　石决明　麦冬　阿胶　白芍　大麻仁女贞子　橘饼　洋参　茯神

渊按：舌心无苔，胃阴虚也。加炙草守中壮水更妙。(《王旭高临证医案》)

● 【评议】　本例阴虚为本，阳亢为标，治以滋阴养液，清息风阳，充分体现"善治上者，必求其下"的精神，才能取得较好的效果。

🌸 头偏右痛不能着枕案 🌸

钱　外风引动内风，头偏右痛，不能着枕。用清空膏。

羌活　柴胡　防风　川连_{酒炒}　甘菊　焦山栀　黄芩　桑叶　丝瓜络　钩钩 (《王旭高临证医案》)

❀【评议】 外风能引动内风者，缘阴分素亏也。外风多为外感所致，内风多见木火上攻，本例重在外风，故药以解表疏风为治，俟外风去后，当以滋水涵木，平息内风为务。

🌸 头痛偏右连及牙龈案 🌸

薛 头风痛偏于右，发则连及牙龈，甚则呕吐痰涎。肝风袭于脾胃，寒痰流入筋络。温补泄化为法。

竹节白附子[①] 黄芪 羌活 刺蒺藜 半夏 吴萸 制僵蚕 钩钩

渊按：头痛牙痛，属热者多，而亦有寒痰流络用温散者。(《王旭高临证医案》)

❀【评议】 渊案极是。本例当属寒痰流入筋络，宜于温散者。

🌸 头顶目珠皆痛治验案 🌸

苏 肝阴久亏，风阳上扰不息，头顶目珠皆痛，痛则心嘈难过，漾漾欲呕，多烦少寐，大便燥结。高年当春分节阳升勃勃之际，自宜育阴息风，镇逆

———————

① 竹节白附子：即产于东北地区的白附子，又称"关白附"。

宁神。

生地　茯神　阿胶　沙参　鲜首乌　麻仁　沙苑子　枣仁　甘菊　石决明　炙甘草　麦冬

复诊　耳目昏花，初起多由风热，次则因于肝火，久则必致阴虚。此证已及半年，其为阴虚阳亢无疑。毓阴以和阳，壮水以制火，是定法也。

大生地　麦冬　丹皮　磁石　茯神　石决明　焦山栀　元参　枣仁　沙苑子　北沙参

另磁朱丸二钱，每朝盐花汤送下。(《王旭高临证医案》)

●【评议】　肝藏血，血为阴，故肝体为阴；肝主疏泄，内寄相火，为风木之脏，易动风化火，故功能属阳。《临证指南医案》谓："故肝为风木之脏，因有相火内寄，体阴用阳，其性刚，主动主升，全赖肾水以涵之，血液以濡之。"此案审证明确，用药恰当，然沉疴日久，难以一时取效。磁朱丸出自《备急千金要方》，由磁石、朱砂、神曲组成，功能摄纳浮阳，镇心明目。

🏵 高年肝风夹痰头痛案 🏵

苏　肝风上升于巅顶，原属阴亏；痰浊弥满于中宫，多因脾弱。目痛头疼，心嘈便结，阴亏阳亢之征，舌苔浊厚，纳少恶心，胃虚浊泛之象。高年久病，图治实难，勉拟一方备参。

人参　半夏　天麻　橘皮　元明粉　茯神　沙苑
盐水炒 磁石　黄柏　元精石　干姜

复诊　头痛减而得寐，苔薄白而带灰。火降则神安，湿化则燥显。前方加减，再望转机。

前方去干姜、黄柏，加知母、北沙参、姜竹茹。

三诊　头痛虽减，风阳犹未全平；舌苔灰白，痰浊仍未全化。心跳若饥，营阴亏而有火，闻喧欲晕，阳上亢而下虚。拟养营阴以降火，和胃气而化痰，参以镇逆，佐以宁神。

制洋参　牡蛎　茯神　沙苑　石决明　大生地半夏　陈皮　杏仁　元精石　竹茹（《王旭高临证医案》）

🌑【评议】　本例头痛证属夹痰湿为患，故症见"舌苔浊厚，纳少恶心，胃虚浊泛之象"，又年高肝肾不足而见"目痛头疼，心嘈便结，阴亏阳亢之征"，初以化痰、通降、潜阳之法，药后头痛得减；渐加清热滋阴之品而收全功。此案虚实夹杂，医家审证用药颇为不易。

头痛仿赵养葵法验案

朱　水亏不能涵木，阳升阴不上承。时际春深木旺阳升之候，是以寒热、头痛、胸痞、少寐、便结等症见也。仿赵养葵法。

大生地_{砂仁拌}　茯神　丹皮　柴胡_{盐水炒}　枣仁　女贞子　麦冬_{朱砂拌}　归身　陈皮　生姜　石决明　红枣

渊按：从逍遥散参入滋水养肝，颇有巧思。（《王旭高临证医案》）

●【评议】　赵养葵治疗头痛每每以加味逍遥散，即逍遥散加香附、郁金、枳壳、木香也。赵氏云："惟其相因，予以一方治其木郁，诸郁皆因而愈，逍遥散是也。"本案步赵养葵法，参入滋水养肝之品，更为对证，从而使肝郁得解，肝体得养，脾胃得实，诸病向愈。

头额偏左连及腮齿皆痛案

陈　脉诊左关独弦滑，风阳挟痰上扰阳明，头额偏左连及腮齿皆痛。拟息风阳，兼清痰火。

羚羊角　制僵蚕　桑叶　丹皮　嫩钩钩　甘菊花石决明　鲜银花藤　刺蒺藜

　　另　细辛三分，荆芥钱半，生石膏五钱，共研粗末，泡汤漱口。

　　另　乳香一钱，没药一钱，生南星一钱，生半夏一钱，僵蚕一钱，冰片三分，共研细末，和入陈酒干面，调敷。(《王旭高临证医案》)

　❀【评议】　此案为肝风痰火，案中诸药清肝息风，清络潜阳，恰为正治。所用漱口外敷之药亦属妙法，可以借鉴。

❀ 头两边及巅顶俱痛案 ❀

　　诸　外风引动内风，头两边及巅顶俱痛。咳嗽，舌苔白，身热，能食知味，病在上焦。古方治头痛都用风药，以高巅之上惟风可到也。

　　荆芥一钱　川芎八分，酒炒　杏仁三钱　防风钱半甘菊花一钱　淡芩钱半，酒炒　枳壳一钱　羌活钱半　藁本一钱

　　上药研粗末，外加松萝茶叶三钱，分三服，开水泡服。另细辛三分，雄黄一分，研末，搐鼻取嚏。

　　渊按：古方清空膏一派升散，全无意义，可用之证甚少。(《王旭高临证医案》)

　❀【评议】　《张氏医通》云："头痛自有多因。而

古方每用风药者，盖高巅之上。惟风可到。味之薄者。阴中之阳。自地升天者也。在风寒湿者，固为正用。即虚与热者。亦假引经耳。"观本例用药，当属外感风寒湿头痛，但有入里化热之虞。

阴虚湿热痰火头痛治案

杭州钟徐若泉令亲姚名琨先生字来

幼时瘦弱，阴虚也。痘后头痛，肝邪旺也。不论外感何邪，头必痛者，阴虚肝旺容易上升也。十三四岁精气通，真元早泄，此时反胖，且兼痰火头疼，喜于敲者，郁得敲而松也。每发于春秋，甚于长夏，春分以后秋分以前，温热令行也，补则病无增减，虚能受也，即服消痰清火亦不见其长短，有病则病当之也。胸腹胀痛而用消克暂快一时，胃得下行为顺之常也。从前痛时在额，此更前后左右引及者，肝有伏风，善行数变，不惟痰之为物，随气升降，无处不到也。口中之臭、鼻间之热，胃逆上冲也。睡不足，如在云雾之中，腰脊不能支持，诸阳气浮而无从也。手足之热，黄白之苔，面发之块热而且痒，有时头晕，阳明中土万物所归，上而跃也。竹沥可医，上病降而下之也。饮食芳香可受，否则不能者，胃少冲和之气

也。不欲水果，脾不耐寒也。又恶甜腻，胃多湿热
也。偏喜肉食、水畜、咸寒，疗肾气虚热也。近更胖
者，温热痰火扶助，一身元气扩充，脾胃反见有余
也。因男子二八而精通，通在十三四岁时，肝之疏泄
早行，肾之封藏不固，如此犹可相安于无病，不过知
其阳之太过而已。乃于幼时瘦弱，已昭阴气之虚；痘
后头疼更着，肝家之旺。甚至不论何部从外而感，痛
如应响，每发于春秋，甚于长夏。明明春分以后，秋
分以前，在天地郁蒸湿热大行之时候，土中素有之湿
热，尚且同声相应，而况二五妙合之时，早以湿热为
种。身中常行春夏之生长，而少秋冬之收藏，大生广
生之候，即大病特病之时。张氏云：素禀湿热而挟阴
虚，此等症是也。虚则补之，实则泻之，各得其所，
故免久而生气之弊。然阳明中万物所归，湿热痰火无
不归之于胃，此口中之臭，鼻间之火，黄白之苔，手
足之热，面发之块痒而且热之等象，失其下行为顺之
常，有升无降，病无虚日矣。一俟肝阳化风，习习内
动，头之自额而痛者，前后左右靡不引之，以昭风性
善行数变，愈转愈深。且至于睡不足时，如在云雾之
中，腰脊不能支持，诸阳气浮，无所依从，间或眩晕
并行，出于不意，阴虚则失基，亦云甚矣。若论头
痛，发明只须竹沥一味可以愈者，降而下之也。此乃

暂行之事，而胃少冲和，所食者仅以芳香可受；脾难健运，所食者竟以水果为嫌。所恶之甜腻，所喜之肉食，一因湿热内多，一因阴气虚极，不问可知。自始至终，既不外阴虚湿热，无怪乎其驾驭湿热者反能扶助作为，已胖而益胖也。然阴虚与湿热又不两立，窃恐中年以后贻患无穷也，不能不早为之计焉。附方请政。

大熟地八钱　丹皮三钱　泽泻二钱　怀山药四钱　云苓三钱　白芍二钱　石决明三钱　黄柏一钱　知母二钱　青盐二钱　甘菊一钱　女贞子三钱　旱莲草三钱　沉香化气丸三钱

为末，取忍冬藤五斤，洗净寸截，煎汤，去渣，成膏。入前药量，加白蜜糊丸。每服三钱，早晚两服，盐汤送下。(《曹仁伯医案论》)

● 【评议】　此案分析颇为详尽，为阴虚湿热，痰火为患之证。然观其用药则以滋阴潜降为主，药后如继用健脾化湿之法，似乎更为妥帖。

老年阴虚少阳头痛验案

章氏　七十二岁　癸丑正月二十八日　老年下虚上盛，又当厥阴司天之年，厥阴主令之候，以致少阳风动，头偏右痛，目系引急，最有坏眼之虑，刻下先与清上。

羚羊角三钱　刺蒺藜一钱　连翘一钱　桑叶二钱　茶菊花二钱　生甘草八分　桔梗钱半　苏薄荷八分

日二帖，服二日。

三十日　少阳头痛已止，现在胸痞胁胀，肝胃不和，肢痛腰痛。议两和肝胃之中，兼与宣行经络。

桂枝尖二钱　子青皮一钱　制半夏五钱　广郁金二钱　广皮钱半　制香附二钱　杏仁泥三钱　生姜汁三匙

服二帖。

二月初二日　因食冷物昼寐，中焦停滞，腹不和，泄泻，与开太阳阖阳明法。

桂枝五钱　茯苓块五钱　炮姜钱半　苍术三钱　半夏三钱　木香钱半　猪苓三钱　广陈皮钱半　泽泻三钱　藿香梗三钱　煨肉果钱半

头煎两茶杯，二煎一茶杯，分三次服。

初四日　诸症向安，惟余晨泄，左手脉紧，宜补肾阳。

煨肉果三钱　五味子一钱　莲子五钱，连皮去心　补骨脂三钱　生於术三钱　芡实三钱　菟丝子二钱　茯苓块五钱

水五碗，煮成两碗，分二次服。渣再煮一碗，明早服。

初七日　即于前方内去菟丝子，加：

牡蛎粉三钱

初十日　太阳微风，以桂枝法小和之。

桂枝二钱　广陈皮二钱　白芍二钱，炒　茯苓块三钱
炙甘草八分　半夏三钱　生姜二片　大枣一枚，去核

水三杯，煮取二杯，分二次服。

十一日　右目涩小，酉刻后眼前如有黑雾。议清肝络、熄肝风、益肝阴法。

桔梗钱半　青葙子二钱　沙参三钱　生甘草八分　茶菊花钱半　沙蒺藜二钱　何首乌三钱

三帖后，了然如故。（《吴鞠通医案》）

❀【评议】　本例患者年逾古稀，肝肾不足于下，又兼风入少阳胆络，发为头痛，初以清解疏风，头痛息而肝胃不和；继用疏肝和胃，而现脾肾阳虚之症；再以健脾益肾、调和营卫、清肝络、息肝风、益肝阴诸法，而诸症悉平。年高体弱之人，牵一发而动全身，虽是头痛一症，然诸脏皆可为之变动，不可不察。

❀ 肝厥头痛以定风珠治验案 ❀

三兄夫人　二十二岁　除夕日亥时　先是产后受

寒痹痛，医用桂、附等极刚热之品，服之大效。医见其效也，以为此人非此不可，用之一年有余。不知温燥与温养不同，可以治病，不可以养生，以致少阳津液被劫无余，厥阴头痛，单巅顶一点，痛不可忍，畏明，至于窗间有豆大微光，即大叫，必室如黑漆而后少安，一日厥去四五次。脉弦细数，按之无力，危急已极，勉与定风珠潜阳育阴，以熄肝风。

真大生地八钱　麻仁四钱　生白芍四钱　麦冬四钱，带心　海参二条　生阿胶四钱　生龟板六钱　炙甘草五钱　生牡蛎六钱　生鳖甲六钱　鸡子黄二枚，去渣后化入搅匀

煮成八杯，去渣，上火煎成四杯，不时频服。

正月初一日　微见小效，加：

鲍鱼片一两

煮成十杯，去渣，煎至五杯，频服。

初四日　腰以上发热，腰以下冰凉，上下浑如两截；身左半有汗，身右半无汗，左右浑如两畔。自古方书未见是症，窃思古人云：琴瑟不调，必改弦而更张之。此症当令其复厥，厥后再安则愈。照前方定风珠减半，加：

青蒿八分　当夜即厥二三次。

初五日　照前方定风珠原分量一帖，服后厥止神安。

初七日　仍照前方。

初八日　方皆如前，渐不畏明，至正月二十日外，彻去帏帐，汤药服至二月春分后，与专翁大生膏一料痊愈。（《吴鞠通医案》）

❀【评议】　本案所言厥阴头痛为阴虚动风之证，与六经头痛之厥阴寒性头痛有别。本例病由误投温燥，伤津耗液，以致阴虚风动，脉弦细数，按之无力，危急已极。幸得医家审证明确，救治及时，治用大定风珠以育阴潜阳，而诸症渐平。以此案为鉴，可见临证当分寒热、虚实，辨证施治，不可概投温热。医家所言"不知温燥与温养不同，可以治病，不可以养生"，诚为警世之音。

❀ 巅顶痛甚下连太阳案 ❀

赵氏　五十五岁　乙丑三月十八日　六脉弦而迟，沉部有，浮部无，巅顶痛甚，下连太阳，阳虚内风眩动之故。

桂枝六钱　白芍三钱　生芪六钱　炙甘草三钱　川芎一钱　全当归二钱　生姜五钱　大枣三枚，去核　胶饴五钱，化入

辛甘为阳，一法也；辛甘化风，二法也；兼补肝

经之正，三法也。服二帖。

初十日　阳虚头痛，愈后用芪建中。

白芍六钱　桂枝四钱　生姜三片　生芪五钱　炙甘草三钱　大枣二枚，去核　胶饴五钱，化入（《吴鞠通医案》）

❀【评议】《古今名医汇粹》"头痛眩运风汗证"载："盖上虚者，阳中之阳虚也；下虚者，阴中之阳虚也。阳虚宜治其气，四君子、异功散、归脾汤、补中益气汤；阴虚宜补其精，左归、右归、四物等汤主之。故伐下者，必枯其上；滋苗者，必灌其根。当以兼补气血为最。兼火清火，兼痰清痰，有气顺气，在乎因机应变，无不当以治虚为先也。"此案为阳虚头痛，故用温中益气为治。

❀ 少阳头痛混用辛温案 ❀

李　少阳头痛，本有损一目之弊。无奈盲医不识，混用辛温，反助少阳之火，甚至有用附子雄烈者，无奈乎医者盲，致令病者亦盲矣。况此病由于伏暑发疟，疟久不愈，抑郁而起肝之郁勃难伸，肝愈郁而胆愈热矣。现在仍然少阳头痛未罢，议仍从少阳胆络论治。

桑叶三钱　茶菊三钱　羚角三钱　青葙子二钱　钩藤二

钱 丹皮三钱 麦冬五钱，连心 麻仁三钱 桔梗三钱 生甘草钱半 刺蒺藜五钱 苦丁茶一钱（《吴鞠通医案》）

❀【评议】 少阳头痛，为风入少阳之胆络，以疏泻肝胆郁热为宜，如用附子等辛温化热之品，易成偾事。案中"无奈乎医者盲，致令病者亦盲矣"之语，令人深思。

❀ 少阳风动又袭外风头痛案 ❀

陈 三十五岁 乙丑十月二十二日 少阳风动，又袭外风为病，头偏左痛，左脉浮弦而数，大于右脉一倍，最有损一目之弊。议急清胆络之热，用辛甘化风方法。

羚角三钱 茶菊三钱 桑叶三钱 苦桔梗三钱 生甘草一钱 丹皮五钱 青葙子二钱 薄荷二钱 刺蒺藜二钱 钩藤二钱

水五杯，煮取两杯，分二次服，渣再煎一杯服，日二帖。

二十五日 于前方内加：

木贼钱半 蕤仁三钱 减薄荷一钱四分

头痛眼蒙甚，日三帖，少轻日二帖。

十一月初八日 于前方内加：

蕤仁　麦冬　白茅根（《吴鞠通医案》）

🌸【评议】　风邪外袭，上扰清阳，加之"少阳风动"，肝胆之火上攻，故治以清胆、凉肝、息风法。

🌸 少阳络热头痛误用温补案 🌸

章　四十三岁　衄血之因，由于热行清道，法当以清轻之品，清清道之热。无奈所用皆重药，至头偏左痛，乃少阳胆络之热，最有损一目之患，岂熟地、桂、附、鹿茸所可用。悖谬极矣，无怪乎深痼难拔也。勉与清少阳胆络法，当用羚羊角散，以无羚羊，故不用。

苦桔梗—两　苦丁茶三钱　连翘八钱，连心　甘草四钱　钩藤六钱　银花八钱　桑叶—两　丹皮八钱　薄荷二钱　茶菊五两　白蒺藜—钱

共为细末，每服二钱，日三次，每服白扁豆花汤调，外以豆浆一担，熬至碗许，摊贴马刀患处，以化净为度，必须盐卤点之，做豆腐水，并非可吃之豆腐浆。

附：有一人素有肝郁痰火，项间致成马刀，外用蒲黄夏布贴患处，内服元参、贝母、牡蛎为丸，百日收功。

二十七日　复诊症小效，脉尚仍旧，照前清少阳

胆络方，再服二三帖，俟大效后再议。

五月初二日　此时无扁豆花为引，改用鲜荷叶边煎汤为引亦可。少阳络热，误用峻补阳气，以致头目左半麻木发痒，耳后痛肿，发为马刀。现在六脉沉洪而数，头目中风火相煽，前用羚羊角散法，虽见小效，而不能大愈。议加一煎方，暂清脑户之风热，其散方仍用勿停。

苦桔梗　侧柏叶炭　荷叶边一枚，鲜　辛夷　生苓
黑山栀五钱，大便溏去之　苍耳子炒　桑叶　连翘连心
茶菊

六月初三日　细阅病状，由少阳移于阳明，加：

生石膏一两　知母三钱　葛根三分

十二日　偏头痛系少阳胆络病，医者误认为虚，而用鹿茸等峻补其阳，以致将少阳之热移于阳明部分，项肿牙痛，半边头脸肿痛，目白睛血赤，且闭不得开，如温毒状，舌苔红黄，六脉沉数有力。议与代赈普济散，急急两清少阳阳明之热毒。

代赈普济散十包，每包五钱。用鲜芦根煎汤，水二杯，煮成一杯。去渣先服半杯，其下半杯噙化，得稀涎即吐之。一时许再煎一包，服如上法。

十六日　舌黄更甚，脉犹数，肿未全消，目白睛赤缕，自下而上，其名曰倒垂帘，治在阳明，不比自

上而下者，治在太阳也。

代赈普济散，每日服五包，咽下大半，漱吐小半。每包生石膏三钱，煎成一小碗，服二日。外以不去心麦冬一两，分二次煎代茶。

十八日　今日偏头痛甚，且清少阳之络，其消肿之普济散加石膏，午前服一包，余时服此方，三次三杯。

羚羊角一钱　丹皮一钱　银花一钱　犀角八分　茶菊一钱　刺蒺藜六分　凌霄花一钱　钩藤六分　苦桔梗八分　桑叶一钱　连翘一钱　生甘草四分

两杯半水，煎一杯，顿服之，日三帖。

二十日　大便结，加元参二钱，溏则去之。

二十三日　《经》谓脉有独大独小，独浮独沉，斯病之所在也。兹左关独大独浮，胆阳太旺，清胆络之药，已服过数十帖之多，而胆脉尚如是之旺。络药清轻上浮，服至何日是了？议胆无出路，借小肠以为出路，小肠火腑，非苦不通，暂与极苦下夺法。然此等药可暂而不可久，恐化燥也。

洋芦荟二钱　龙胆草三钱　胡黄连二钱　真雅连二钱　麦冬五钱，不去心　丹皮五钱　秋石一钱

二十六日　前方服二帖，左关独大独浮之脉已平。续服羚羊角散一天，代赈普济散一天，目之赤缕

大退，其耳后之马刀坚硬未消。仍服代赈普济散，日四五次。

七月初一日　脉沉数，马刀之坚结未消，少阳阳明经脉受毒之处，犹然牵拉板滞。议外面改用水仙膏敷患处，每日早服羚羊角散一帖，已午后服代赈普济散四包。

初九日　服前药喉咙较前清亮，舌苔之黄浊去其大半，脉渐小仍数，里症日轻，是大佳处。外症以水仙膏拔出黄疮少许，毒气仍未化透，仍须急急再敷，务斯拔尽方妙。至于见功迟缓，乃前此误用峻补之累，速速解此重围，非旦晚可了。只好宁耐性情，宽限令其自化，太紧恐致过刚则折之虞。前羚角散，每日午前服一帖，午后服代赈散四包，分四次，再以二三包煎汤漱口，以护牙齿。

十七日　数日大便不爽，左脉关部复浮，疮口痛甚，再用极苦以泻小肠，加芳香活络定痛。

洋芦荟二钱　乳香三钱　生大黄三钱，酒炒黑　真川连二钱　没药二钱　归尾三钱　龙胆草三钱　秋石三钱　胡黄连三钱　银花五钱

煮三小杯，分三次服，得快大便，一次即止。

十八日　马刀虽溃，少阳阳明之热毒未除，两手关脉独浮，气大旺，于清少阳阳明络热之中，兼疏肝

郁，软坚化核。

苦桔梗三钱 桑叶三钱 海藻二钱 银花三钱 丹皮五钱 凌霄花三钱 连翘三钱 生香附三钱 夏枯草三钱 茶菊三钱

二十五日 马刀以误补太重而成，为日已久，一时未能化净，以畏疼停止水仙膏之故。舌上舌苔，浮面微黄，其毒尚重，现在胃口稍减，木来克土之故，于前方加宣肝郁。

苦桔梗二钱 桑叶三钱 香附二钱 银花三钱 丹皮炭三钱 连翘三钱 郁金二钱 茶菊三钱

仍以代赈普济散，漱口勿咽。

二十八日 肝郁误补，结成马刀，目几坏。现在马刀已平其半，目亦渐愈，脉之数者已平。惟左关独浮，其性甚急，肝郁总未能降，胃不甚开，胸中饭后觉痞，舌白滑微黄，皆木旺克土之故。败毒清热之凉剂，暂时停止，且与两和肝胃。

新绛纱三钱 姜半夏三钱 归须二钱 旋覆花三钱，包 广皮炭二钱 降香末钱半 苏子霜钱半 丹皮三钱 郁金二钱

八月初九日 少阳相火，误补成马刀，原应用凉络，奈连日白苔太重，胃不和，暂与和胃，现在舌苔虽化，纳食不旺而呕，未可用凉，恐伤胃也。于前方

减其治。

新绛纱三钱　丹皮三钱　生姜汁三匙　旋覆花三钱,包
郁金二钱　黄芩炭　二钱　半夏五钱

仍用普济散漱口。

初六日　于前方内，去黄芩，加：

香附三钱　广皮炭二钱

初八日　胆移热于脑下，为鼻渊，则鼻塞不通，
甚则衄血。议清脑户之热，以开鼻塞，兼宣少阳络
气，外有马刀故也。

苍耳子四钱,炒　连翘二钱　桑叶三钱　辛夷四钱,炒去
毛　银花二钱　茶菊三钱

十二日　加旋覆花三钱、郁金二钱疏肝郁；加姜半
夏二钱止呕。

十六日　马刀已出大脓，左胁肝郁作痛，痛则大
便，日下六七次，其色间黄间黑，时欲呕，有大瘕泄
之象，与两和肝胃。

旋覆花三钱,包　姜半夏四钱　姜汁三匙　绛纱三钱
真降香末三钱　香附三钱　归须二钱　黄芩二钱,炒　郁金
二钱　焦白芍三钱　广皮炭三钱

十九日　外症未除，内又受伏暑成痢，舌白苔黄
滑，小便不畅，大便五七次，有黑有白，便又不多，
非积滞而何？不惟此也，时而呕水与痰，胃又不和，

内外夹攻，何以克当。勉与四苓合芩芍法。

猪苓三钱　广皮三钱，炒　木香二钱　泽泻三钱　白芍三钱，炒　降香末二钱　云苓皮五钱　黄芩二钱，炒　红曲二钱　姜半夏五钱　真雅连钱半，姜汁炒

二十四日　病由胆而入肝，客邪已退，所见皆肝胆病，外而经络，内而脏腑，无所不病。初诊时即云深痼难拔，皆误用大热纯阳之累，所谓虽有善者，亦无如之何矣。再勉与泻小肠以泻胆火法。

真雅连钱半　连翘三钱　乌梅三钱，去核　龙胆草三钱　黄芩三钱，炒　半夏三钱　桑叶三钱　竹茹三钱　茶菊三钱

二十六日　脉少大而数，加：

苦桔梗三钱　云苓皮三钱　银花三钱

二十九日　脉仍数，肝胆俱病，不能纯治一边。

连翘三钱　麦冬五钱，连心　雅连五钱　银花三钱　黄芩六分　乌梅三钱　桑叶三钱　半夏三钱　云苓三钱　茶菊三钱

九月十二日　前方服十一帖，胃口大开，舌苔化尽，肝气亦渐和。惟马刀核未消尽，鼻犹塞，唇犹强，变衄为齁。脉弦数，大便黑，又于原方内去护土之刚药，加入脑户之络药。盖由风热蟠聚于脑户，故鼻塞而衄或齁，误补而邪不得出也。

苦桔梗三钱　苍耳子三钱，炒　乌梅三钱　人中黄钱半

辛夷三钱　茶菊三钱　连翘心三钱　黄芩二钱　麦冬五钱

银花三钱　真雅连一钱　桑叶三钱　龙胆草一钱

十九日　阅来札前方服七帖，肺胃之火太甚。议于原方加生石膏一两，杏仁二钱，开天气以通鼻窍，清阳明以定牙痛。如二三帖不效，酌加石膏，渐至二两，再敷水仙膏以消核之未尽。

二十八日　右脉洪大而数，渴欲饮水，牙床肿甚，阳明热也。于前方内加石膏一两，共二两；银花五钱，共八钱；桑叶二钱，共五钱。如服三五帖后，肿不消，加石膏至四两。(《吴鞠通医案》)

●【评议】　此案头偏左痛，病由"少阳络热"所致，"误用峻补阳气，以致头目左半麻木发痒，耳后痛肿，发为马刀"。此后"少阳之热移于阳明部分，项肿牙痛，半边头脸肿痛，目白睛赤缕，且闭不得开"，渐成重症。初用羚羊角散、代赈普济散以清解，稍见小效。继用龙胆、芦荟等苦寒药以泻火，渐有起色。此后内服仍用羚羊角散、代赈普济散，外用水仙膏以拔脓。并断续用泻火、疏肝、散结等方药，而痈肿渐平，马刀得溃。改用疏肝和胃，又有鼻渊、暑痫、牙痛诸症，辨证施治而渐得平复。本例病起误补，以致伏热深痼难拔而成重症，病情反复，变化迭出，迁延达半载有余。幸得医家功力深厚，妙手回春，而得挽回。

🌸 巅顶痛畏光如虎验案 🌸

富氏　二十五岁　巅顶一点痛，畏灯光、日光如虎，脉弦细微数，此厥阴头痛也，与定风珠三剂而愈。(《吴鞠通医案》)

🌸【评议】　此案脉证失于简略，所言厥阴头痛，为阴虚火旺，肝风内动之证。

🌸 阳虚头痛验案 🌸

何氏　四十岁　阳虚头痛，背恶寒，脉弦紧甚，与黄芪建中，加附子三帖而痛减，脉稍和。又每日服半帖，四日而愈。(《吴鞠通医案》)

🌸【评议】　此案证属阳虚头痛，治用温中益气，并加附子以补下焦阳气，属正治之法。

🌸 风阳上扰两太阳刺痛案 🌸

沃　烦劳伤阳，阳气化风上巅，两太阳刺痛，耳鸣口干，寒热不寐，自汗便泻，下元疲乏，脉模糊。

治先熄风镇阳。甘菊（炒）、荷叶、磁石、牡蛎粉、茯神、甘杞子（焙）、熟地炭、白芍药、五味（炒）。数服诸症向安。惟不嗜味微嗽，加甜杏仁、潞参、莲、枣，以补脾肺，原方去前四味，嗣用丸方牡蛎粉、淡菜、首乌、熟地黄、杞子、牛膝（酒蒸）、五味（焙）、阿胶（水化），和炼蜜丸。以滋填下元，匝月而愈。(《类证治裁》)

❀【评议】 本例头痛，为下元阴液亏虚，虚阳无附上攻而成内风旋动之证，治以滋阴潜阳息风之法，堪称妥帖。

❀ 头痛每发吐尽痰沫痛止案 ❀

张氏女 患头痛，每发须吐尽痰沫，痛乃止，诊其脉沉缓，知为太阴痰厥头痛。仿东垣半夏天麻白术汤加减，愈。按：太阴头痛，必有痰也，苍术半夏汤主之；少阴头痛脉沉细，足寒而气逆，麻黄附子细辛汤主之。太阴、少阴二经虽不上头，然痰与气逆壅于膈间，则气不畅而头为痛也。(《类证治裁》)

❀【评议】《兰室秘藏》谓："足太阴痰厥头痛，非半夏不能疗，眼黑头旋，风虚内作，非天麻不能除。"本案病症类似西医学中的梅尼埃病。

❀ 少阳风火郁遏头痛治案 ❀

佺　头右偏痛，右上牙龈迄耳根紧掣，右鼻亦窒。一医用大黄、滑石，失之沉降。一医用柴胡、升麻，失之升提。予谓火郁生风，宜清凉发散，用辛以散风，苦以降火，参气味主治。内用羚羊角、山栀、甘菊（炒）、连翘、天麻（煨）、桔梗、丹皮、薄荷、钩藤、青荷蒂。外用细辛、白芷、羌活、川芎、当归、苏叶，煎汤熏洗。日数次，汗泄鼻通，紧痛顿减。后于内服原方去连翘，加知母为其便燥，数服而平。此症多由少阳风火郁遏所致，其脉或左弦右沉，至阳升巅顶，两寸必较浮大，此其验也。（《类证治裁》）

❀【评议】　此案妙在内服外用两法并行，内服以清热疏风，清解其热；外用以辛温发散，散其外邪。两者并行不悖，相须为用，颇为精妙。

❀ 阴虚阳盛卫气不得下行头痛案 ❀

黄遇春头痛症　遇兄之症至今念[1]载。据述发时

---

① 念："廿"的大写。

必先不寐，而后头痛发热。诊得脉左细弱，右弦大，乃阴虚阳盛，卫气不得下行之故。从阴引阳治法。

制半夏<small>竹沥拌炒，三钱</small> 秫米<small>炒、五钱</small> 甘草<small>五分</small> 夏枯草<small>一两</small>（《龙砂八家医案·贡一帆先生方案》）

●【评议】 本案处方为半夏秫米汤加味，盖是方出《黄帝内经》，为治"胃不和则卧不安"的名方。但案中所述症状和病机，与处方似不合辙。

❀ 头痛误用温补治验案 ❀

江小香病势危笃，浼人迎孟英诊之。脉虚弦而小数，头痛偏于左后，子夜热躁，肢冷欲呕，口干不欲饮，不饥不欲食，舌蹇言涩，溺黄而频。曰：体属素虚，此由患感时过投温散，阴津阳气皆伤，后来进补而势反日剧者，滋腻妨其中运，刚烈动其内风，<small>知此二语，方可论药。</small>以致医者金云表之不应，补亦无功，竟成无药可治之证。虽然，不过难治耳，未可遽^①弃也。与秋石水拌制高丽参、苁蓉、首乌、生白芍、牡蛎、楝实、盐水炒橘红、桑椹、石斛、蒺藜、茯苓煎，吞饭丸肉桂心五分。一剂躁平呕止，各恙皆减。连投数服，粥食渐安，乃去首乌、桂、楝，加砂仁末拌炒熟

---

① 遽（jù）：急，仓猝。

地、菊花、枸杞，半月而瘳。眉批：从阴引阳，从阳引阴，绝妙机轴。（《回春录》）

❀【评议】　此案病情复杂，过攻则阴津阳气皆伤，进补则滋腻妨其中运，几经误治而成虚实夹杂难治之证，王氏根据病情，审因论治，辨为阴虚动风之证，用药清中有补，补中有疏，实属精妙，不愧为医学大家！

❀ 头痛厥逆治验案 ❀

进贤饶联芳先生室人，年三十有二，经信忽停，将近一载，诸疾丛生。未几周身发疹，如斑如曲，搔痒不安；未几左侧头痛，高块肿起；又未几左边齿痛，噬嗑①维艰，医治数月无效。因先生肄业书院，诣省就医，访治于余。诊得六脉迟弱。余曰：尊阃②之病初由热入血室，血海停瘀，肝无所养，血虚生风，上攻脾肺，发为斑疹，头齿俱痛。若早用通经养血，清热解表，数剂可愈，失此不治，延至太阴，脾虚生痰，咳嗽气喘，面黄舌白，少阴肢冷，午后恶寒，食少困倦，形骸骨立，厥阴地气加天，头痛如劈，

---

① 噬嗑（shì kē）：《易》卦名。六十四卦之一，为上下鄂咬合，咀嚼。
② 尊阃（zūn kǔn）：对人妻室的敬称。

痛甚伤气，肿处成坑，魂魄失守，妄有见闻，此时宜舍斑疹为末务。遂投附子理中合吴茱萸汤，驱阴回阳，建立中气。三服而头痛减，手足温、寒痰出而胸膈宽，顿思饮食。先生喜曰：如此沉疴，服药三剂，病已十去其六，成功在指日间耳。余曰：未也，此症病久气弱，元神损极，今用温补，虽免于脱而阴斑内陷，必极力排托，使气血充盈，方能抉其病根，须待冬尽春回，庶几如愿相偿。先生深信勿疑。授以阴阳平补之药，奉为灵丹，不时啜服，间或迎候脉息，总不易方，调治半载，斑消陷起，发落重生。先生每过从辄称谢不置。又复逢人说项云。(《尚友堂医案》)

● 【评议】　本例患者初为热入血室，因失于治疗而渐成少阴里寒，厥阴头痛之重症。医者审证明细，查病知源，先用附子理中合吴茱萸汤以驱阴回阳，三剂而"头痛减，手足温、寒痰出而胸膈宽，顿思饮食"。后以调补阴阳气血之药调治半载而获全功。若非行家里手，断难挽回。

痰厥头痛验案

靖邑程某，头痛如劈，风府、太阳等处，筋脉涌起，形粗如指，满脑声鸣，需人重按。诊得脉滑有力，用皂角、生半夏、生白矾各五分，碾为细末，姜汁调服，以鸭翎扫喉中，大吐胶痰数碗，遂不复发。此痰厥头痛，病在上焦，可用吐法治愈者。(《尚友堂医案》)

🌸【评议】《古今医统大全》云："头痛多主于痰，痛甚者火多，宜清痰降火……痰厥痛甚者吐之，火者清之散之，虚者补之。"此案头痛如劈，筋脉涌起，脉滑有力，为痰火之证，医者以吐法取效，胆识确有过人之处。

🌸 暑伏厥阴头痛验案 🌸

上虞陈茂才，患头痛，三日一发，发则恶寒，多药不效，饮食渐减。或拟大剂姜、附，或议须投金石。葛仲信嘱其质于孟英。察脉甚弦，重按则滑。曰：热暑伏厥阴也。温补皆为戈戟，与左金加楝、芍、栀、桑、羚、丹、菊、橘为剂，煎吞当归龙荟丸。三服而减，旬日即痊。(《王氏医案续编》)

🌸【评议】《杂病广要》云："肝厥头痛，龙荟丸加甘菊、羚羊角，气实便坚者用之。虚者宜生地、羚羊角、甘菊、麦冬之类，滋之清之，使肝柔则厥自己。"此案暑伏厥阴头痛，为实热证，故以龙荟丸及诸药清热泻火，佐左金以和胃。观其取效之要，贵在识证耳。

咳嗽则头巅作痛连于脑后案

咳嗽则头巅作痛连于脑后，此下焦龙火因督脉而上，金受火刑，不能生水，故目光昏花，骨节酸痛。法当潜纳虚阳。

生地　天冬　甘菊　杜仲　枸杞　归身　牡蛎女贞子　怀牛膝　淡菜（《沈俞医案合钞》）

【评议】 此案证属上实下虚，为肝肾失其条达滋润，内风上逆之证，故治以滋养肝肾，潜纳虚阳。此等用药，后世多宗之。

风热上攻致右头痛案

头风痛偏在右属肺。时痛时止为虚。延今半年之久，诸药无效。都梁丸加味为宜。

香白芷　当归身　大白芍　川芎　白菊花　蔓荆子　北沙参　羚羊角

流水叠丸，早晚各服三钱。（《问斋医案》）

【评议】 此案叙述颇为简略，按其用药当属风热上攻为主，然迁延日久，阴血已虚。故用当归、白芍、川芎、北沙参以益阴养血以柔肝，白芷、菊花、蔓荆子、羚羊角以疏风热。

❀ 气血两虚头痛案 ❀

巅痛时作时止，东垣以为血虚。眩晕如载舟车，气虚有痰。往来寒热，营卫乖分。带下频仍，带脉不固。少腹左有血痕，瘀停脉络。绕脐作痛，气机不利。舌有红槽，阴亏水不济火。饮食减少，脾虚健运失常。心嘈惶惕，悽怆恍惚，宗气撼于虚里。热自足胫而起，三阴俱伤。由产育多胎，志意多违所致。治当求本。

大生地　当归身　川芎　人参　制香附　大白芍
水红花子　牡丹皮　冬白术（《问斋医案》）

❀【评议】　立斋曰："久头痛多主于痰，痛甚者乃风毒上攻，有血虚者，有诸经气滞者，有气虚者，有四气外伤者，有劳役所伤者，有可吐者，有可下者，当分虚实寒热兼变而治之。"此案论述颇详，用药亦属精当，然此等虚证头痛，兼症繁多，调治非一日之功，当辨证施治，徐徐图之。

🐚 头痛以灵犀玉女煎治案 🐚

高巅之上，惟风可到。巅疼下引颊车，痛处青筋暴露，如动脉之状。显是肝木化风，夹阳明胃火上扰。《医话》灵犀玉女煎加味主之。

灵犀角　大生地　生石膏　大麦冬　怀牛膝　白知母　白菊花　薄荷（《问斋医案》）

🐚【评议】《医学从众录》引景岳云："头痛一证，暂痛者必因邪气，久痛者必因元气。但暂病者，有外感头痛，有火邪头痛。久病者，有阴虚头痛，有阳虚头痛。然亦有暂病而虚者，久病而实者，又当因脉因证而详察之，不可执也。或寒热，脉紧，清涕，咳嗽，脊背疼痛者，此寒邪在表而然，治宜疏散，九味羌活汤及茶调散、清空膏主之。或内热脉洪，头脑振振，痛而兼胀者，此火邪在里而然，治宜清降，玉女煎及一味大黄散主之。"此案头痛系肝木化风，夹阳明胃火上扰所为，症见动脉之状，治用玉女煎加味以凉肝清胃。

🐚 头痛面色暗淡无光案 🐚

巅痛，脉来弦细，面色暗淡无光。阴霾上翳清空。温建中阳为主。

人参　冬白术　炙甘草　炮姜炭　制附子　川芎　香白芷（《问斋医案》）

◉【评议】《景岳全书》云："阳虚头痛，即气虚之属也，亦久病者有之。其证必戚戚悠悠，或羞明，或畏寒，或倦怠，或食饮不甘，脉必微细，头必沉沉，遇阴则痛，逢寒亦痛，是皆阳虚阴胜而然，治宜扶阳为主。"案中症见巅痛，面色暗淡无光，脉见弦细，为阴寒在里，故治以温健中阳为主，方用附子理中汤加治头痛要药川芎、白芷，效验可期。

痰厥头痛如破呕吐频作案

头痛如破，呕吐频作，胸胁胀满。湿痰盘踞中州，清气无由上达。前哲所谓痰厥头痛是也。宜《局方》玉壶丸加减主之。

制半夏　制南星　天麻　香白芷　枳壳　化川橘红　牡蛎粉　白螺壳

等分，水叠丸。早服三钱。（《问斋医案》）

◉【评议】《金匮翼》云："风痰头痛，多兼呕逆眩晕，若用风药，其痰愈逆，其痛益甚，《和剂》玉壶丸乃是的药，东垣变为白术半夏天麻汤，则兼气虚而言之耳。"此案与之恰可相应。

🌸 头痛昏厥重症治验案 🌸

咸丰纪元冬十月，荆人①忽患头痛，偏左为甚，医治日剧。延半月，痛及颈项颊车，始艰于步，继艰于食，驯致舌强语蹇，目闭神蒙，呼之弗应，日夜沉睡如木偶焉。医者察其舌黑，灌犀角、牛黄、紫雪之类，并无小效。扶乩求仙，药亦类是。乃兄周雨禾云：此证非孟英先生不能救，吾当踵其门而求之。及先生来视，曰：苔虽黑而边犹白润，唇虽焦而齿色尚津，非热证也。投药如匙开锁，数日霍然。缘识数语，并录方案如下，用表再生之大德，而垂为后学之津梁云。仁和蒋寅谨识。

真阴素亏，两番半产，兼以劳瘁，内风陡升。病起头疼，左偏筋掣，旬日不语，二便不行，不食唇焦，苔黑边白，胸腹柔软，神气不昏，脉至弦缓，并不洪数。此非热邪内陷，乃阴虚痰滞机缄。宜予清宣，勿投寒腻，转其关键，可许渐瘳。十月二十五日初诊。

石菖蒲　麸炒枳实　仙制半夏　盐水泡橘红各一钱

---

① 荆人：对人称己妻的谦词。

鲜竹茹四钱　　旋覆花　　茯苓　　当归各三钱　　陈胆星八分
钩藤五钱后下

竹沥一杯，生姜汁三小匙和服，苏合香丸涂于心下，以舒气郁。

舌稍出齿，未能全伸，苔稍转黄，小溲较畅，羞明头痛，显属风升，咽膈不舒，痰凝气阻，本虚标实，脉软且弦，不可峻攻，法先开泄。二十六日再诊。

前方去胆星、半夏、茯苓，加枸杞三钱，淡苁蓉一钱，蒌仁五钱。

舌能出齿，小溲渐行，神识稍清，苔犹灰滞，头疼似减，语未出声，脉至虚弦，右兼微弱，本虚标实，难授峻攻，开养兼参，庶无他变。二十七日三诊。

前方去枳实、旋覆、钩藤、竹沥、姜汁，加参须一钱，麦冬三钱，远志七分，老蝉一对，淡海蛇一两，凫茈三个。

稍能出语，尚未有声，舌色淡红，苔犹灰腻，毫不作渴，非热可知，脉软以迟，不食不便，宜参温煦，以豁凝痰。二十八日四诊。

前方去雪羹，加酒炒黄连、肉桂心各五分。

苔渐化而舌渐出，语稍吐而尚无音，头痛未蠲，略思粥食，胃气渐动，肝火未平，久不更衣，脉仍弦软，徐为疏瀹，法主温通。二十九日五诊。

前方去麦冬，加麻仁四钱，野蔷薇露二两和服。

连投温养，神气渐清，语亦有声，头犹左痛，苔退未净，大解不行，左脉微迟，法当补血，血充风息，府气自行。_{十一月初一日六诊。}

前方去远志、菖蒲、老蝉，加天麻一钱，白芍二钱，桑椹三钱。

脉已渐起，尚未更衣，浊未下行，语犹错乱，时或头痛，寐则梦多，濡导下行，且为先授。_{初二日七诊。}

前方去天麻、桑椹，加牛膝三钱，生首乌四钱，柏子仁二钱。

虽已知饥，未得大解，肝无宣泄，时欲上冲，阴分久亏，岂容妄下。素伤思虑，肝郁神虚，脉软而迟，语言错乱。法当养正，通镇相参。_{初三日八诊。}

前方去白芍、首乌，加紫石英四钱，砂仁末炒熟地六钱，远志七分，菖蒲五分。

大解已行，并不黑燥，肝犹未戢，乘胃脘疼，幸已加餐，可从镇息。_{初四日九诊。}

参须　仙半夏_{各一钱}　砂仁末炒熟地_{八钱}　牡蛎_{六钱}　紫石英_{四钱}　归身_{三钱}　枸杞_{二钱}　淡苁蓉_{一钱五分}　川楝肉_{一钱}　酒炒黄连_{三分}　桂心_{五分，研调}

三帖

复得大解，苔退餐加，肝血久亏，筋无所养，头疼脘痛，掣悸不安，柔养滋潜，内风自息。初七日十诊。

前方去半夏、连、楝，加炙草、橘饼各一钱，乌梅肉八分，四帖。

神气渐振，安谷耳鸣，脉弱口干，面无华色，积虚未复，平补是投。十一日十一诊。

前方去桂心、橘饼、乌梅，加龟板六钱，麦冬、蒲桃干各三钱。十帖后汛至体康而愈矣。(《王氏医案三编》)

❀【评议】 素体阴虚，风阳上攻而见头痛，然医未得法，渐成中焦困顿，痰浊上蒙清窍而成昏厥重症。王氏见病知源，初用豁痰醒神，兼顾柔肝护津，使痰浊化而胃气渐运。继用温养、滋阴降肝润下之品，而大便渐通，转危为安。后用温胃化痰，柔肝潜阳之品而渐得痊愈。此案病情复杂胶着，病属危殆，非杏林圣手，实难回春。

❀ 偏头风症自汗不止案 ❀

汪亮辉 年逾五十，患偏头风症，自汗不止，脑中觉有冷涕一阵，自鼻而出。医人不识，与苍耳散，盖错认鼻渊症也。汗愈大，涕愈冷，痛愈甚，又与真武汤，盖误作阳虚头痛也。渐至火升便艰，更医又与茶调散，满头筋胀，二便阻滞，盖不识虚实内外之风故也。考虚风内动之症，仲景以后，罕识其旨，惟近代天士叶氏，养肝息风，颇得其法。今此症脉左浮大，风居空窍，扰乱不息，头汗不止，是为内风虚风可知矣。夫风气通于肝，必养肝之中佐驱风之品，然头脑空窍，隧隙颇多，最难尽逐，必兼佐以堵塞之义，则空窍之风，无隙可乘。乃仿《金匮》侯氏黑散，内取桂枝、牡蛎、菊花驱风填窍，更取叶氏养肝息风之法，如首乌、黑芝麻、金钗、钩藤、桑叶、荷叶之属，不数剂诸病如失。此症余经验颇多，向未发明，学者鉴此，当知治法矣。(《得心集医案》)

🌸【评议】《圣济总录》云："风头痛之病，由风邪客于阳经，循风府而上，至于头脑，令人头重疼痛，心膈烦热，上焦壅滞，头面虚汗，诊其脉，左手寸口浮紧者是也。"此案之要在于识证，能辨寒热疑似，而治疗之法，案中所言甚为精当，颇可效法。

🌸 头左痛服疏风清火药愈甚案 🌸

黄锦盛　头左大痛，医以为偏头风，凡疏风清火之药，服之其疼愈甚。观其脉盛筋强，纵欲必多，以致水因下竭，而火愈上炽。宜养肝以息风，滋阴以潜阳，仿仲景济阴复脉之例，参入嘉言畜鱼置介之法，与何首乌、阿胶、胡麻、麦冬、白芍、菊花、桑叶、牡蛎、龟版，药下其痛立止。惟其房劳不节，加以服药不坚，宜其愈而复发也。凡阴虚头痛之症，法当准此。(《得心集医案》)

❀【评议】《素问·五脏生成》云："头痛巅疾，下虚上实，过在足少阴巨阳，甚则入肾。"此案即肾虚头痛，阴亏于下，阳亢于上，用滋阴潜阳而痛立止。医家能查病知源，而嘱阴虚头痛者当慎起居、节房劳，考虑甚是周详。

❀ 头痛以益气聪明汤治案 ❀

曾魁星　六月由家赴湾，舟中被风寒所客，恶寒头痛。连进发表，头痛愈甚。又与归、附、芎、芷之属，痛愈不耐，呻吟床褥。同事中见表之加重，补又加重，且有呻吟不已之状，莫敢措手。余诊之，脉来浮缓，二便胸腹如常，问其所苦，仅云头痛，问其畏寒，亦惟点额，又问饮食若何，则曰腹中难过，得食稍可，又不能多食，所以呻吟也。余曰：此中气大虚，清阳不升，浊阴不降，以致头疼不息。过辛过温，非中虚所宜。本宜补中益气，则清阳可升，浊阴自降，而头患自除，中虚自实，但因前药辛温过亢，肾水被劫，故舌苔满黄，小水短赤，故用益气聪明汤，果一剂而愈。可见医贵精思，不可拘泥也。

益气聪明汤

黄芪　人参　白芍　甘草　黄柏　蔓荆　升麻　葛根（《得心集医案》）

● 【评议】　此案属疑似之证，头痛反复不愈，诸药杂投未效，医者凭脉参症，认为其病机为"中气大虚，清阳不升，浊阴不降"，遂用益气聪明汤而愈。盖是方本治耳聋目障，移治头痛，亦获良效，此"异病同治"是也，确有独到之处。

痰火上扰头痛案

傅璜生　苦头痛，呕吐黄水胶痰，口渴喜饮热汤，发热恶寒，诊得寸口洪滑。此诸逆冲上，皆属于火之症。因令先服滚痰丸，继服小承气，一剂头痛如失，呕吐亦止。外症反加热象，目赤鼻干，小水短赤，咽喉作痛，口渴喜热。细察之，悉属阳明之火，其喜热饮者，同气相求之义，有非中寒者比。遂与竹叶石膏汤加茶叶，一剂诸症方清，后与六味丸调理而痊。可见医之为道，权变在人，倘入庸手，见其恶寒呕吐，错认外感，误投散剂，其火岂不愈升乎？又如口渴喜热属寒之论，要未可胶柱而鼓瑟也。

附 后治张宇山，卒然头痛，因前医误服附桂、理中等药，以致日晡尤甚，诊得寸口洪大，令服大柴胡，倍加大黄，兼进滚痰丸，加茶叶，二剂而愈。按此二症，乃实热挟风寒痰火上攻之患也。

滚痰丸

青礞石 大黄 黄芩 沉香

小承气汤

大黄 厚朴 枳实

竹叶石膏汤（《得心集医案》）

【评议】 本例真热假寒，全凭医者之经验而辨清疑似，断为痰火上扰之证。处方用药亦颇有胆量。其言"又如口渴喜热属寒之论，要未可胶柱而鼓瑟也"，实为醒世之语。

心腹气痛牵引头巅案

壬子冬，临治林用礼。心腹气痛，牵引头巅，绵绵半载，犹可治事，偶因用椒炒鸡两块下咽头痛如破，神昏气喘，不敢稍动。诊得脉如平人，不疾不徐，惟眉棱骨内痛如刀刺，天明痛发，至午如刺，至夜如失。余临症十余载，未常一遇，即平日所读书中，亦不见载，惭愧实甚。勉从厥阳上冒，鸡性助肝之旨，且痛甚于左眉骨，用息风和阳，两剂不效。更进清肝凉血之剂，亦如故。窃思痛发天明，正肝木旺于寅卯，显属肝火为患，治之不中肯綮，其理安在？复将三阳头痛疆界辨别，计眉棱骨属阳明，阳明者胃府也。《经》曰：葛根阳明药，柴胡少阳药，于太阳有何涉乎？此三阳之药，治三阳之病，稍逊毫厘，尚无干涉。今眉棱骨痛，果阳明胃火，而主治厥阴，宜乎罔效。乃疏以石膏、石斛、生地、丹皮之属，佐以葛根为使，服之果获全愈。余甚愕然怪其速愈也。一日，检阅诸书，适见《张氏医通》于头痛门中，集有眉棱骨痛一条，分虚实两途，并用选奇汤，虚加归、芍，实加葛、膏。又曰：虚而痛者，天明时发，实而痛者，昼静夜剧。此虽与余治验痛发天明属热稍异。足征先贤纂述，用心颇苦。想张氏当日集头痛诸症，特拈出眉棱骨痛一条，多属阳明风热之语，以一时之心裁，启后人之端绪者，多也。若曰分门别汇之症，先贤皆经临治，溯百岁之师，未尝尽遇也。所谓审机之士，不拘于文，通变之才，自符千古，亦视乎人之心思耳。(《得心集医案》)

● 【评议】 此案所载头痛之症，病起食用椒炒鸡两块下咽头痛如破，神昏气喘，不敢稍动，而脉不疾不徐；痛天明时如刀刺，而至夜如失。初以厥阴风木论治，投之未效，后据眉棱骨属阳明，从阳明胃火调治而愈。案中病情确属疑似，医者于此案颇多感悟，实可启迪后人。而初起从肝风而治，亦非无理乱投，然无实效，可知熟读王叔和，还需临证多！案末"审机之士，不拘于文，通变之才，自符千古，亦视乎人之心思耳"，洵为至理名言，医者南针。

❁ 风火夹痰头痛验案 ❁

丁晓山室，久患头痛，卧榻不起，耳鸣睛赤，食减无眠，频年培补，证日以加。乃兄黄纯安请往视之，脉弦滑而数，口苦苔黄，乃风自火出，搏液成痰，温补误投，遂成锢疾也。予芩、连、胆、柏、茹、夏、羚、菊、栀、蒺、地丁、石斛、决明、海蛇等，十余剂，势大减，苔退加餐。加入二至、生地、天冬以滋水，渐安眠食，而能起坐矣。(《乘桴医影》)

❁【评议】 风火夹痰，上扰清窍，而致头痛，前医误补益疾。王孟英(《乘桴医影》作者)先予清火涤痰，药中鹄的，遂获大效；继用滋水养肝善后，乃先标后本之治也。海蛇即海蜇，具有清热化痰、消积等功效。

🌸 偏正头痛体气壮实案 🌸

此方不知从何处得来，治偏正头痛新起，体气壮实者，治之无不应手，故录之。

川芎_{八分} 藁本_{一钱} 香附_{五分} 红枣_{七枚} 香白芷 明天麻_{各一钱五分} 贝母_{一钱} 白蚕头_{半个，左痛用左，右痛用右，满头痛全用} 川羌_{一钱五分} 西秦艽_{一钱五分} 马料豆_{四十九粒}

或用川芎茶调散。(《凌临灵方》)

🌸【评议】 上方亦为川芎茶调散加减，适用于外感风寒湿之头痛者。

🌸 风阳上扰致头痛案 🌸

肝阳上升，肺胃不和，不时呛咳，头角作痛。姑拟柔肝息风，兼清肺胃。

羚羊角 杭菊花 象贝母 桑白皮 潼沙苑 南沙参 云茯苓 苡仁 全当归 生石决 大丹参 霜桑叶 白蒺藜 (《费伯雄医案》)

❀【评议】 此凉肝息风,兼调肺胃之方,药用羚羊角、杭菊花、石决明、桑叶、白蒺藜等以清肝祛风,南沙参、桑白皮、象贝母以润肺止咳,茯苓、薏苡仁以健脾利湿,当归、丹参以补血活血,潼沙苑以滋补肝肾。

❀ 内风上扰致头痛案 ❀

头风数载,由肝肾不足,兼表阳空疏,稍触外感,内风辄动。

炙绵芪　女贞子　归身　石决明　青盐少许　大熟地　冬桑叶　茯神　甘菊(《何澹庵医案》)

❀【评议】 此案为肝肾阴虚,风阳上扰兼有外感之头痛,治用炙黄芪、女贞子、归身、熟地以补气阴,桑叶、甘菊以疏风热,石决明、青盐以潜降。

❀ 气虚表弱肝风内动头痛案 ❀

气亏表弱,客邪易入,触动肝风,头痛呕吐,以固表养肝治。

炙绵芪　白归身　白蒺藜　甘菊　黑山栀　制首乌　法半夏　石决明　白芍　桑叶(《何澹庵医案》)

● 【评议】 方中炙黄芪补气固表；归身、制首乌滋阴养肝；黑山栀、白蒺藜、甘菊、桑叶以清肝疏风；白芍、半夏、石决明以平肝、化痰、降逆。共奏固表、养肝、息风之效。

❀ 少阳热郁头痛案 ❀

膈胀头痛，少阳热郁也，防其腹满。

柴胡　石决明　郁金　新会皮　牛膝　黑山栀　瓜蒌皮　白芍　泽泻　佛手 (《何澹庵医案》)

● 【评议】 此案乃是木火内郁头痛而兼见气滞膈胀之证。故治以清泻肝火，理气消胀。

❀ 肝木侮土头痛案 ❀

表虚头痛，甚则腹泄，呕吐。此肝风侮土也，暂用温胆法。

川连　法半夏　茯苓　池菊　黑山栀　焦术　石决明　广藿　白芍 (《何澹庵医案》)

● 【评议】 此案为肝风侮土，脾失健运，风痰上扰头痛，药用黑山栀、石决明、白芍、菊花、黄连以清肝降逆，藿香、焦术以运脾醒脾，半夏、茯苓以化痰利湿。

🌸 久病阳明头痛验案 🌸

嘉定陈妪年五十有七，病头痛数年，额上为甚，额属阳明部分，久痛必虚，须填补阳明，兼鼓舞胃中清阳之气，用玉屏风散加炙草、葛根，二剂全愈。推此而太阳头顶痛，少阳头角痛，厥阴头巅痛，皆可按法而治矣。(《医学举要》)

🌸【评议】《删补名医方论》云玉屏风散"治风邪久留而不散者，自汗不止者亦宜"，故头风久病者多可应用。此案虽言二剂而愈，但后续仍应固本调治，以防反复。至于案中所说头痛部位与脏腑病变及治法的关系，自当推究。

🌸 暴怒肝阳上逆致头痛案 🌸

高桥镇曹连珍室，操持家事颇劳，兼多暴怒，孟夏得疾，自天柱至头巅，忽然强痛，坚重难移，两耳赤肿，胃中嘈杂，脉象洪数。宗喻氏治吴添官母例而愈。(《医学举要》)

🌸【评议】《素问·脏气法时论》："肝病者……气

146

逆则头痛，耳聋不聪，颊肿。"此案亦为肝逆之候。喻氏治吴添官母案"以代赭石、龙胆草、芦荟、黄连之属，降其上逆之气；以蜀漆、丹皮、赤芍之属，行其上菀之血；以牡蛎、龙骨、五味之属，敛其浮游之神。最要在每剂药中，生入猪胆汁二枚。盖以少阳热炽，胆汁必干，亟以同类之物济之，资其持危扶颠之用"。总以清肝降火，平肝潜阳为治。

阴寒少阴头痛误治得救案

叶寄庵先生素珍调摄，偶于新秋进浴，浴后取凉，阴寒直入少阴肾脏。一日之间，头痛发热，身体无汗，微恶寒，愚适馆于其第[①]，诊其脉，六部俱属沉细。正与伤寒少阴症，得之一二日，口中和，反发热微恶寒者相合。主以麻黄附子细辛汤，因恐药力过峻，加甘草以缓其性，引用生姜、大枣以调和其内。先生畏不敢服。转商别医，致使寒邪深入，变成烦躁。夫烦者心也，躁者肾也。其传变乃少阴应有之候。此时但以栀子、黄连，稍清其热，不难取效，医者误为伤暑，且重其名曰暑瘟。一切香薷、滑石，大剂混投，阴复受伤，阳无所附，症变肉瞤筋惕。两耳

---

① 第：住宅。

俱沉，闭目鼾睡，小便短涩，大便不通，视人亦目不转睫，医者又以为少阳胆症，药加数剂，日近危殆，竟至面赤目瞪，明是虚阳飞越，若不急与回阳，为害匪细，愚力与争，且将始得与转变缘由，详细辨论，医者始转语曰：此症固需温药，但用之早晏有时耳。嗣后即进温药，不治少阴本症，愚复与争，旁观者声色俱厉矣。然方虽不得主，方未尝不可拟也。其方当用桂枝五钱，以通畅阳气，调和血脉，使膀胱之气得以运化，大小便不利自通；佐以细辛五分，使其直入少阴，驱寒达窍；复用生芍三钱，收其肝肾之气，使其不得上冲，且能滋阴，并可监制桂枝，不使发汗；再以附片三钱，鼓其阳气，散其阴霾，正如丽日当空，群阴俱减；再用炙草三钱，扶其脾土，使诸药得以转运，引用生姜、大枣，一以宣布五阳，一以固守中州，了无遗义。再三婉商，进之弗用，诚可惜也。但医者因愚之争，加以附片，阳气立回，但头痛仍不能止，次日督用细辛五分，且将此少阴症反复辨论，盖三阴经本无头痛，因与太阳同病，故有头痛，太阳与少阴相为表里者也。且此时昼夜鼾睡，岂非阴乎？至耳沉一症，亦属少阴，缘耳窍之脉，属于少阳而其所以司启闭者，仍是少阴也。况新加两腰疼痛，两膝硬冷，腰为肾腑，膝为肾关，此所以确知其为少阴症也。医者嘿然。次日头痛亦解，诸症皆平，惟阴阳剥削太甚，一身动履维艰耳。幸先生保养有日，虽受毒药淘洗，尚易复原，愚虽未悉轩岐之奥，而于此症认之甚确，是以争之甚力也。(《医案类录》)

❀【评议】　此案属误治之症，医者审证明确，疾病转归，前因后果，条条分明，功底深厚，更难能者，救人之心拳拳，屡次据理力争，力挽病家于危难之间，令人钦佩！

❀ 劳烦恚怒即起头痛案 ❀

王新梅母，西荒场上。劳烦恚怒即起背寒，身热有汗不解，头胀且痛，目暗畏光，心嘈腰痛，口渴不苦，脉来濡数，舌红少苔。木火内炽，津液暗耗，姑用濡润之品滋熄之。

女贞子三钱　生甘草七分　青蒿三钱　桑叶三钱　甘杞子一钱半　大麦仁四钱　白薇一钱半　红枣核十枚　滁菊花三钱　川石斛三钱　鲜夜交藤五钱 (《慎五堂治验录》)

❀【评议】　此案病起劳烦恚怒而兼外感，身热有汗不解，脉来濡数，木火内炽，"足厥阴经属肝络胆，上贯膈，布胁，连目系，与督脉会于巅"，津液暗耗，肝血不足，不能濡养，故见头胀且痛，目暗畏光等症，治以清热祛风，滋养肝肾之法。

🕸 巅痛如劈风寒客巅验案 🕸

陶洪亮。癸未春月起，巅痛如劈作，风寒客巅，肝阳上冒，脉弦舌白，用白芷、羚羊角、甘、风、蚕、桑、菊、薄、蒡等，一剂知，二剂已。(《慎五堂治验录》)

🕸【评议】"高巅之上，唯风可到"，而肝为风木之脏，厥阴肝经汇于巅顶，故治头痛多以清肝祛风之品。

🕸 左偏头痛小腹痛引腰脽案 🕸

薛正甫内。寒热有汗，左偏头痛，小腹痛引腰脽，右臂及足酸楚，脉左弦大且数，右寸浮，舌苔黄厚。外风引内风，营卫皆病，法当兼顾治之。

桑叶三钱　甘草五分　石决明五钱　茯苓二钱　菊花三钱　桂枝二分　黑豆皮一钱半　薄荷三分　僵蚕三钱　赤芍一钱半　生香附三钱 (《慎五堂治验录》)

🕸【评议】　此案外有风热客表，内有肝阳上扰，药用桂枝、赤芍、甘草等调营卫，菊花、薄荷、桑叶、僵蚕、茯苓以清热疏风、化痰利湿，石决明、黑豆衣、香附以疏肝降逆，诸药合用而使内外兼顾。

❀ 外感寒湿致头痛案 ❀

朱右冒雨受寒着湿，凛寒时热，咳嗽有汗，头痛如劈，脉细苔白。先拟辛散。

羌活七分　豆卷三钱　川芎七分　苦丁茶一钱半　甘草三分　防风一钱　菊花三钱　生天虫一钱半　桑枝四钱叶三钱　白蒺藜一钱半

复病，加白芷七分、蔓荆子七分。（《慎五堂治验录》）

❀【评议】　此案为外感头痛，故所用药物以疏风辛散为主。

❀ 头痛发时痛而欲死验案 ❀

钟表匠某姓，患头痛，常以帕缠头，发时气火上冲，痛而欲死。外敷凉药，内服清火顺气之品，可以暂安，旋愈旋发，绵延数年，因与友人修理钟表，病发托其转求诊治。见其痛楚难堪，头面发红，但六脉沉细，左关伏而不见，乃厥阴肝经真阳不足，虚火上泛。用清热顺气，只可暂救燃眉，不能治其根本，是以时发时愈。遂用吴茱萸汤以补肝阳，两剂而愈。迄今数年，并未再发。假寒假热，实难分辨。但治病必求其本，乃可除根耳。(《温氏医案》)

❀【评议】 此案贵在审证准确，从脉症辨其疑似，投吴茱萸汤二剂而愈，令人称奇。盖吴茱萸汤乃治厥阴寒证巅顶痛的名方。

❀ 风阳上扰头风抽掣针药并治案 ❀

赵忠翁头风抽掣治验

赵忠翁，年近八旬，前任镇海教谕，常患头风，发则日夜无度，左颊上额及巅，经络不时抽掣，自觉如放烟火冲状，通夜不能寐，脉虚滑流利，有时弦劲而大。余谓风阳上扰，阳明少阳之火挟痰而逆冲于上，额旁及耳前后两颊，现青络甚多，法当尽刺出血。《灵枢》云：诸络现者，尽泻之。乃刺两颊及眉心出血，复针颊车、地仓、承浆、率谷、百合、迎香等穴，行六阴数。凡针四次，筋不抽掣矣。方用僵蚕、桑叶、麦冬、山栀、石斛、丹皮、竹茹、青黛、丝瓜络、牡蛎、阿胶等品，养血和络，调理数剂而安。次年立春后复发，但不如前之甚也。时值六出纷飞①，不能用针，改用推法，以指代针，推后痛稍缓，雪消天霁，复针率谷、风府，方药如前法，服数剂而又愈。以后每少发，投前方辄效。徐洄溪云：凡经络之病，不用针而徒用药，多不见效。其信然矣。（《一得集》）

❀【评议】 此案所用刺血疗法，现代已不普及，而其运用针药结合之法，能引经据典，剖而详之，值得学习研究。

🌸 肾虚肝血不足致头痛案 🌸

又赵孙媳血虚头痛治验

忠翁孙媳，亦患头痛，嘱余诊之。其脉浮取颇大，而沉按无力，两尺尤甚，左关略兼弦数。余曰：此属肝血内虚，奇经失荣养之司。病虽在上，而根源实在于下。其所以头痛者，督脉上循于巅顶也。药须补下，即《内经》上病治下之法也。用四物加杞子、山药、杜仲、续断、苁蓉、阿胶、鹿角霜、金樱子、石斛、菊花等数剂而愈。此两症（注：指上案）亦一虚一实之对证也。（《一得集》）

① 六出纷飞：大雪纷飞。因雪花六角，故名六出。

● 【评议】 此案脉浮取颇大，而沉按无力，两尺尤甚，为上实下虚，肝肾不足之证，其治以滋补肝肾，上病下治之法。

❀ 水不涵木风阳上凑头痛验案 ❀

辛卯春，济南有王妪患头痛甚剧，人用荆芥、防风、藁本，是头痛治头之见也，痛势愈酷，日夕呻吟。余切其脉，数而弦，知是阴不胜阳，阳亢无制，上凑至巅，迫而为痛。前用风药，犹火焚而复煽之耳，风助火势，火借风威，痛故不可忍。治当滋水熄火，以清下法折之，冬地三黄汤加元参、羚羊角，一剂，大便润，痛即平。又合生料六味地黄丸意，加减治之而愈。(《诊余举隅录》)

● 【评议】 本案辨证的着眼点在于脉"数而弦"，是知"阴不胜阳，阳亢无制，上凑至巅"之证，故用滋阴、清热、息风之剂而愈。

❀ 火冲头痛颇重治验案 ❀

余入都，闻有一人病火冲头痛颇重，延西医治之，用猪脬五，盛冰于中，头顶前后左右各悬其一。

彼以为邪火上冲，用寒冰遏之，则火衰而痛可平。不知寒从外逼，火将内功，症之轻者，不过多延时日，或可无虞，若遇重症，尤恐火气攻心，挽回莫及。在西人以寒治热，较俗工以风助火，已胜一筹，然何如用清下法折之，一服即平为愈乎？（《诊余举隅录》）

❀【评议】 此案评论为多，更似医论医话，案中所论西医治法，颇能反映当时西学东渐之情形，倒可作一史料。

❀ 头痛止而复发治验案 ❀

某左 头痛止而复发。肝肾阴亏，虚风上僭。补其不足，泻其有余，理所当然也。

生地炭 滁菊花 粉归身 川芎 煨决明 东白芍 白僵蚕 藁本 粉丹皮 黑山栀（《张聿青医案》）

❀【评议】 肾水亏虚，水不涵木则肝木化风鼓动，肝阳亢逆于上，治以滋潜之法，诚属对证。

❀ 头痛不止甚则心胸懊恢案 ❀

某右 头痛不止，甚则心胸懊恢。肝火风壅于阳络。恐致失明。

桑叶　黑山栀　防风　淡子芩　羌活　丹皮　甘菊花　藁本　石决明　僵蚕（《张聿青医案》）

【评议】风火上扰清窍，治以清肝降火之法。“恐致失明”，似西医学中眼压增高的疾病如青光眼。

头痛甚剧右目翳障案

某右　头痛甚剧，右目翳障。肝火风上旋。势必损明。

川芎　白僵蚕　连翘　羚羊片　干荷边　白芷　甘菊花　丹皮　松萝茶　焦山栀（《张聿青医案》）

【评议】此案为风火头痛，治用凉肝清火之法。

头痛偏右痰时带红案

某右　头痛偏右，痰时带红。二者今虽暂安，然眩晕心悸，火从上逆。脉弦带滑。无非肝肾之阴精不足，而脾胃之痰湿有余，胆胃之气，不克下降，则肝脏之阳，上升太过。拟熄肝和阳。

白蒺藜　黄芩　青防风　炒枣仁　石决明　朱茯神　羌活　白归身　穞豆衣　制半夏（《张聿青医案》）

● 【评议】 案中"肝肾之阴精不足,而脾胃之痰湿有余",病机已明,用药亦确,然此等证候最易反复,需待病缓之时将养调理,固其根本,以期久安。

头偏作痛心悸怔忡不寐案

邵右 头偏作痛,心悸怔忡不寐,时觉恶热。阳升太过,致心火不能下行。拟宁神和阳。

炒枣仁二钱 茯神三钱 粉丹皮一钱五分 酒炒杭白芍一钱五分 石决明五钱 黑豆衣三钱 柏子仁三钱 龙齿三钱 炒知母一钱五分 金铃子一钱五分 天王补心丹三钱,先服

二诊 寐得稍安,轰热亦减,然仍头偏作痛。左关脉大,还是阴涵不足,阳升有余。前法再参和阴。

生龟板四钱 酸枣仁二钱,川连二分煎汁炒研 酒蒸女贞子三钱 酒炒白芍一钱五分 醋煅珍珠母四钱 滁菊花一钱五分 煅龙齿三钱 黑豆衣三钱 丹皮二钱 辰灯心三尺

三诊 略能就寐,而热气时从上冲。脉象细弦。阴分不足,阳气不潜。前法再进一筹。

阿胶珠三钱 茯神三钱 煅龙齿三钱 酒炒白芍一钱五分 酸枣仁二钱,川连三分煎汁炒 夜交藤四钱 酒炒女

贞子三钱　醋煅珍珠母四钱　辰灯心三尺　濂珠粉二分，先服（《张聿青医案》）

❀【评议】　虽说心火不降，仍是肝阳上亢，上实下虚之证，治用养血宁心，并平肝滋潜之法。阴分不足，阳气不潜，息风务用咸寒，潜阳必须介类，方用阿胶、龙齿、珍珠母等颇为得当。

❀ 头痛眩晕苔白厚腻案 ❀

张左　头痛眩晕。苔白厚腻，脉濡缓微滑。肝阳挟痰上腾。拟熄肝化痰。

制半夏一钱五分　白蒺藜三钱　炒竹茹一钱五分　煨天麻一钱五分　甘菊花二钱　薄橘红一钱　净钩钩三钱　石决明四钱　茯苓三钱　白金丸七分，分二次服

二诊　化痰泄热，眩晕稍减未止。脉象细弦。《经》云：头痛巅疾，下虚上实。原因肾水内亏，阳气上冒。再拟育阴潜阳法。

龟板六钱，先煎　牡蛎八钱　白菊花一钱五分　白蒺藜三钱　杞子三钱　生地四钱　黑豆衣三钱　粉丹皮二钱　煨天麻一钱五分（《张聿青医案》）

❀【评议】　肝为风木之脏，体阴而用阳，肝之阴阳失衡，阴亏于下，阳亢于上，则见上盛下虚之证。

此案兼见痰浊之症，故在滋潜之余又用祛痰之药。

🦀 头痛引耳案 🦀

邵_右　头晕渐致作痛，痛引耳后，恶心欲吐。两关脉弦。少阳、阳明不降也。

柴胡_{四分}　炒竹茹_{一钱}　法半夏_{一钱五分}　酒炒白芍_{一钱五分}　丹皮_{一钱}　黑山栀_{二钱}　白茯苓_{三钱}　川芎_{五分}　蔓荆子_{八分}

二诊　头痛大减，耳后作胀，的是甲木之升腾有余。

桑叶_{一钱五分}　黑山栀_{三钱}　白蒺藜_{三钱}　滁菊花_{一钱五分}　钩钩_{三钱}　丹皮_{一钱五分}　蔓荆子_{一钱}　石决明_{三钱}　连翘壳_{三钱}　干荷叶_{三钱}（《张聿青医案》）

🦀【评议】　风火升腾，上扰清窍而致头痛，横逆脾胃而见恶心呕吐，治以凉肝降逆，药证相符，而获显效。

🦀 头痛连脑遍身经络抽掣案 🦀

刘_右　《经》云：真头痛，头痛甚，脑尽痛，手足寒至节，不治。头痛连脑一症，从来殊少专方。前诊脉象细沉，久按带弦。据述病剧之时，头脑苦痛，痛则遍身经络抽掣，数日渐退。夫脑为髓之海，病入骨髓，已属不可救药，何况乎苦痛之地，而在于髓之海乎！病及髓海，则虽疗治，尚苦无方，安有数日而能渐退之理乎？其所以如此者，必有至理存乎其中，在临症者未之深思耳。考十二经中，维太阳膀胱经为水府，其脉络脑。又痰与湿皆水类也，痰湿遏伏，则水寒而脉道不行，脑痛之由，实出于此。刻下头痛虽不甚发，而每晨辄心中泛泛漾漾，至午才得如常。盖卧则气闭，气闭则痰湿不行，清晨初起之时，正是痰湿欲行未行之际，阳气浮越于上，故体为之疲软，心胸为之不舒。夫营出于中焦。又中焦受气取汁，变化而赤，是为血。今中焦所受水谷之气，不化为血，而酿为痰，故未至七七之年，而经水断绝。拟药如下，即希高正。

盐水炒潼沙苑二两　橘红八钱　泽泻一两　炙黄芪二两　茯苓二两　制半夏二两　炒於术二两五钱　盐水炒黄柏一两　焦茅术一两五钱　炒杞子三两　煨天麻一两　杜仲三两　范志曲一两五钱　当归炭二两　川断肉二两，炒　白芍一两　炒酸枣仁二两　炒麦芽二两　炒干姜七钱

上药如法研为细末，水泛为丸，如绿豆大，每晨服三钱，开水送下。另研参须一两五钱和入。（《张丰

青医案》）

🌸【评议】《张氏医通·诸痛门》云："痰厥头痛，两寸脉滑而弦，眼重头旋，恶心烦乱，吐清水，气短促，心神不安，语言颠倒，目不敢开，如在风露中，头疼如裂，身重如山，胸满呕逆，四肢厥冷，半夏白术天麻汤。有肥白气虚多痰人，卒然头痛，脉沉细，四肢厥逆，痰响吐涎，星香汤加生附子。"此案为痰厥头痛，以半夏白术天麻汤加减。

🐝 风火上扰致头痛案 🐝

孙右　头痛减而复盛。昨进清震汤以泄木火之势，痛势随退，大便亦行。无如脚膝腿股之间，随处刺痛。脉缓而关部仍弦。还是火风未熄，流窜经络，犹恐上腾致变。拟清泄以挫其锋。

黑山栀　淡子芩　鲜竹茹　苦丁茶　连翘壳　夏枯草　碧玉散　鲜菊叶　粉丹皮　代赭石　鲜荷边（《张聿青医案》）

🌸【评议】《临床指南医案·头痛》曰："头痛一症，皆由清阳不升，火风乘虚上入所致。"言虽失之于偏，但亦道出了头痛的常见病机。此案亦为风火上扰，治以清肝息风之法。

🦋 头痛如破神情迷乱案 🦋

王_左　始由太阳内伏寒邪，乘阳气发泄而动，头痛如破，甚至神情迷乱。幸松云先生随症施治，大势得平，经月以来，独胃气未能稍苏，浆粒全不入口。历投和中化湿、温理中阳、导浊下行诸法，于胃纳一边，无微不至，独胃气仍然不醒。今细察病情，除不食之外，惟苦头晕不能左转，吞酸恶心，中脘有气攻撑，腹中疠痛。脉微数，右关带弦，尺中较柔略大，舌苔黄浊。此盖由头痛之余，肝木未平，胃土为之所侮，致阳明失通降之权。兹与松云先生议定，依前法参入理气平肝。当否即请正之。

制半夏　云茯苓　川雅连　制香附　新会皮　金铃子　炒枳壳　土炒白芍　磨沉香　白蒺藜_{去刺炒}　竹二青_{盐水炒}（《张聿青医案》）

🦋【评议】"头痛之余，肝木未平，胃土为之所侮，致阳明失通降之权"，是本案病理症结所在，故方用黄连温胆汤加平肝之药，以调和脾胃，化痰祛湿。方中竹二青即竹茹。

头痛如破且龈肿验案

某右　头痛如破，一转机于消风，再转机于升发。发者何？发其火之郁也。风以何据？龈肿是也。岂以消风之剂，始效而终不效，乃度其为火乎？非也。初次头痛，神识清灵，继而痛甚，时兼谵语。惟火足以乱我神明，风虽甚，不能扰我之方寸，《经》谓火郁者发之，升柴之所以敢于尝试也。幸皆应手，实堪相庆。特头痛虽定，而遍体游行作痛，若系血不濡经，则痛有定，痛势亦略缓，今游行甚速，还是风火之余威，窜入于络隧之间。脉数，重按细弦，轻取微浮，与所审证据，亦属相符。拟泄热祛风，以消余烬。

秦艽　僵蚕　桑寄生　独活　青防风　丹皮　淡芩　黑山栀　连翘　青果　芦根（《张聿青医案》）

【评议】　此案为风火上扰之证，辨析颇详，观其案语，前诊曾用升柴之类，乃遵《黄帝内经》"火郁发之"之旨，且似有夹湿之症，故用秦艽、防风、独活等以化湿祛风。

颈项牵引头脑作痛案

左　颈项牵引头脑作痛，耳窍发胀。肝火风郁于

163

少阳、阳明。

桑叶一钱五分　黑山栀三钱　荆芥一钱　淡芩一钱五分，酒炒　菊花二钱　丹皮二钱　苦丁茶三钱　元参三钱连翘壳四钱　荷叶边三钱（《张聿青医案》）

❁【评议】《金匮真言论》云：东风生于春，病在肝，俞在颈项，故春气者，病在头。此案为肝经风热上扰，治以清解之法。

❁ 偏左腹硬头痛右甚案 ❁

钱右　向有胃痛，不时举发，偏左腹硬，头痛右甚，甚则引及目痛。脉形尺涩。肝火风上旋。宜清以泄之。

冬桑叶一钱　黑山栀三钱　池菊花一钱五分　白芍一钱五分，酒炒　粉丹皮二钱　细生地四钱　青葙子三钱，酒炒　蔓荆子一钱　肥玉竹三钱　荷叶边三钱

二诊　脉弦尺涩。偏右头痛，引及目珠，稍涉辛劳，咽中燥痛。肝火风不熄。养不足之阴，泄独胜之热。

细生地四钱　杭白芍一钱五分，酒炒　池菊花二钱丹皮二钱　蔓荆子一钱五分　青葙子三钱，酒炒　淡芩一钱五分，酒炒　玉竹三钱　黑山栀三钱　野黑豆三钱　荷叶

边三钱（《张聿青医案》）

🌸【评议】《杂病源流犀烛·肝病源流》云："（肝脏）其性条达而不可郁，其气偏于急而激暴易怒，故其为病也多逆，逆则头痛，耳聋，颊肿，目瞑"。此案为肝火风上旋，故滋肝泻火息风并用。

🌸 头痛时作时止案 🌸

张左　土郁稍舒，头痛时作时止。土位之下，燥气承之也。

郁金　羌活　白术　泽泻　制半夏　上广皮　炒米仁　赤猪苓　晚蚕沙(包)　范志曲　白蒺藜（《张聿青医案》）

🌸【评议】《东医宝鉴·外形》篇："湿厥头痛，冒雨伤湿，头重眩痛，阴雨则甚。"《赤水玄珠·头痛门》："风湿头痛亦作痰患。"此案为土郁湿滞，湿蒙清窍，治以化痰祛湿为主。

🌸 喉疳之后头痛如破案 🌸

右　喉疳之后，风火未清，风气通肝，以致火风游行经络，头痛如破，甚则随地结块，所谓热甚则肿也。

川芎　羚羊片　丹皮　蔓荆子　秦艽　山栀　白僵蚕　防风　香白芷　菊花

二诊　头痛减而少腹有气上冲，直抵咽喉，寐难成寐。脉洪大稍敛，而关脉仍弦。肝火风未能尽平，厥气从而附和。前法再参调气。

白芷　白芍　丹皮　藁本　金铃子　鲜菊花　山栀　当归　香附　青皮　枇杷叶（《张聿青医案》）

❀【评议】　风气通肝，喉痹之后，风火未清，余邪走窜肝络，是以头痛乃发，治以凉肝祛风为主，俾风火得泄，厥疾可瘳。

❀ 肝经风阳上扰头痛案 ❀

右　导火下行，寐得略安，而头痛仍盛，呕吐咳逆。脉细涩，左部带弦，无非阳气未能下潜。再反佐以进。

羚羊片一钱，先煎　广橘红一钱　煅白石英三钱　陈胆星五分　左牡蛎盐水炒，八钱　茯苓神各三钱　炒瓜蒌皮三钱　石决明五钱　竹沥一两　姜汁少许（《张聿青医案》）

❀【评议】　分析其处方，羚羊、石决明、石英、牡蛎凉肝镇潜，橘红、胆星、茯苓、瓜蒌皮、竹沥、姜汁涤痰蠲饮，足见本案病机为风阳上僭，痰饮蕴中，故治法如斯。

老妇偏左头疼治案

某右　老年偏左头疼。产育过多，血亏则肝乏营养，阳气僭上也。

酒炒当归　蜜炙白芷　池菊花　白僵蚕　蜜炙川芎　酒炒白芍　蔓荆子　龟甲心　生地炭（《张聿青医案》）

【评议】　年高血虚肝亏，最易见肝阳上亢，而见头痛诸症。药用当归、川芎、白芍补养营血，生地、龟甲滋阴潜阳，复加白芷、菊花、僵蚕、蔓荆子等祛风止痛。标本兼顾，颇为合法。

头痛甚鼻窍不利验案

孙左　头痛在额为甚，鼻窍不利。右脉弦大。阴分素亏，外风引动内风。用选奇汤进退。

淡豆豉三钱　淡芩一钱五分　黑豆衣三钱　川石斛四钱　青防风一钱　池菊二钱　藁本一钱　水炒竹茹一钱

❀ 胃气夹风火而上逆头痛案 ❀

沈　阳明胃气，挟风火而上逆，头痛不纳。当清胃泄邪。

制半夏　刺蒺藜　明天麻　蔓荆子　川芎炭　陈广皮　云茯苓　黑山栀　杭菊花　枳实　苦丁茶　竹叶（《柳宝诒医案》）

❀【评议】　肝气犯胃则不纳，肝风上逆则头痛，故清肝和胃兼治。

❀ 肝木化火头痛治案 ❀

河南人某友肝风证论治　接读手笔，并贵友病原，具领一是。兹所述各节，条答如下：从前每遇劳心等事，即头面发热，汗出肢冷，此肝阳不藏，易于浮越之象。肝为将军之官，谋虑出焉。肝阳升，则气浮肢厥，本属重证，况用心稍勤，即有头目胀痛等病，皆肝木化火生风，上扰于头之象。用药当以潜阳熄肝为主。近年稍觉劳心，即通宵不寐，亦属肝火不潜所致。每睡偏着一边，即觉胀痛，此肝经脉络不舒之见端。其甚于左半者，以左属肝经所主之部分也；其扰及周身者，肝横而肺不足以制之，则开多降少，窜及旁络故也。通观所见各证，悉缘肝木不柔，风阳上越所致；而肝木之所以不柔者，则由乎肾水不充，水不涵木，则燥而化风生火，亦理势所必至。调治之道，惟有滋水生木，前人所谓乙癸同源之治，与此症最合。肝气和则胁痛自止，不必泥于寒凉滞络之说；况于滋养中，仍可佐通络之品乎！兹就鄙见所及，悬拟一方。仿滋肝潜阳，取乙癸同源治法，呈候裁正。

西洋参　大生地　干首乌　东白芍　左牡蛎　丹参　制料豆　龙齿　橘络　酸枣仁(川连煎汁拌炒)潼刺蒺藜各　丹皮　归须　池菊　竹茹

另：濂珠粉少许，空心临睡用西洋参汤送下。(《柳宝诒医案》)

◉【评议】　此案的病位在肝，而肝赖肾水以养，故治疗总以滋水涵木，凉肝息风为主，此乃乙癸同源，肝肾同治之法。其用西洋参汤送服珍珠粉以滋养气阴、宁心安神，颇为巧妙。

❀ 肝火上窜则头痛目眩案 ❀

郭　气厥暂平，木火上窜，则头痛目眩；入络，则肢麻肤疹。宜熄肝和气为主。

滁菊炭　石决明　刺蒺藜　夜交藤　黑山栀　郁

🌸 木火上逆郁冒头痛案 🌸

木火上逆，郁冒头痛。

羚羊钱半　桑叶二钱　菊花二钱　夏枯草二钱　黑栀皮一钱　茯苓二钱　半夏二钱　钩藤二钱　苦丁茶三钱　荷叶边二钱（《雪雅堂医案》）

🌸【评议】《医学心悟·中风寒热辨》说："其人脏腑素有郁热，则风乘火势，火借风威，热气拂郁，不得宣通，而风为热风矣。"此案即为风火头痛，治以凉肝疏风泻火之剂。

🌸 阴亏风阳上扰头痛案 🌸

肝肾阴亏，风阳易动，每发则头痛，火升清窍蒙冒，上实下虚，脉息弦数，涵养肝肾之阴，以期乙癸相生。

金钗斛四钱　龟腹甲七钱　旱莲草二钱　生牡蛎三钱　干地黄四钱　东阿胶二钱　乌豆衣三钱　女贞子三钱　天门冬钱半（《雪雅堂医案》）

🌸【评议】　本案为本虚标实之证，本虚为肝肾不足，标实为肝阳亢扰，治以滋肾清肝、潜阳降逆之剂。方中旱莲草与女贞子相配，名二至丸，主治肝肾阴虚头痛头晕。

🌺 头巅痛甚呕吐案 🌺

头巅痛甚，呕吐脘空出汗，脉迟浮虚大，关弦，阳明空虚，厥阴客寒犯胃。

川附子三钱　米党参一两　制半夏三钱　泡吴萸钱半
炙甘草三钱　川干姜二钱　（《雪雅堂医案》）

🌺【评议】《伤寒论·厥阴病》云："干呕，吐涎沫，头痛者，吴茱萸汤主之。"本案病机为肝胃虚寒、浊阴上逆而致，故以吴茱萸汤加附子、制半夏温中止痛，降逆止呕。

🌺 晨起头痛治案 🌺

吴妇　左关尺缓，阴虚水不涵木，晨起头痛，滋水养木，参以镇潜之品。

干地黄四钱　粉丹皮钱半　灵磁石五钱　建泽泻二钱
云茯苓三钱　生石决八钱　山萸肉二钱　怀山药三钱　杭白菊三钱　酥龟板四钱　（《雪雅堂医案》）

🌺【评议】此案为阴虚阳浮之证，药以六味地黄加龟板以滋肝肾，加灵磁石、生石决明以平肝潜

肝风滋肾液为主，拟采用缪仲淳法。

制首乌　乌豆衣　三角胡①　甘杞子　生白芍
柏子仁　冬桑叶　杭甘菊　云茯神（《雪雅堂医案》）

❀【评议】　昔缪仲淳有头痛为"内虚暗风"之说。
本案左关弦数，显系内风升腾之证，故治以滋肾清肝
息风之法。

❀ 痰饮上干清阳头痛案 ❀

钱　头痛，脉缓滑，痰饮上干清阳之地，消逐苦
降宜之。

制半夏　广橘皮　钩藤钩　旋覆花　姜竹茹　陈
枳实　白芥子　云茯苓　白蒺藜（《雪雅堂医案》）

❀【评议】　头痛为浊阳上亢之证，脉缓滑为痰饮
内聚之象，痰饮上干乃致头痛，故治以化痰蠲饮，兼
以平肝息风，温胆汤合钩藤、白蒺藜是也。

❀ 头巅空痛昼轻夜重治案 ❀

丁梅卿年伯　头巅空痛，昼轻夜重，诊脉寸大尺
细，此上盛下虚，阴阳淆乱所致，滋填镇逆为主。

---

① 三角胡：即茺蔚子。

旧熟地　甘杞子　云茯苓　元武版　女贞子　真青盐　粉丹皮　灵磁石　甘菊花　怀牛膝（《雪雅堂医案》）

◈【评议】《素问·脉要精微论》谓："上实下虚，为厥巅疾。"此案脉见寸大尺细，又见头巅空痛，昼轻夜重，为肝肾阴虚于下，阴不敛阳，阳亢气逆，则变化为风，上扰清空所致。"肾虚气逆，非滋不纳"，故治以滋阴潜阳之法。

❁ 头痛因不茹荤而致治验案 ❁

惜谷局王晓峰先生，年六十余矣，自少茹素，荤味未尝下箸①，时时头痛不止，服桑叶、钩藤等药无效。先生曰：此因不茹荤而五脏滋液枯槁，肝肾之阴不足，非用阿胶、龟胶等血肉有情之品不可。王君曰：茹素已六十年余，不愿以荤味污我腹内清净之腑也。嗣后头痛愈甚，先生劝之曰：入药不为荤，何迂执乃尔。后仍照前方服之，数日而痛止。（《医验随笔》）

◈【评议】　长期吃素会造成营养不良，可引起贫血、精神不振、记忆力下降、内分泌功能障碍等，已

_____
① 箸（zhù）：筷子。

微寒，宜解表消痰。

荆芥_{一钱五分}　桔梗_{一钱五分}　蔓荆子_{三钱}　白芷_{八分}

川芎_{一钱}　甘菊_{三钱}　前胡_{一钱五分}　光杏仁_{三钱}　防风_{一钱五分}　象贝_{三钱}

二帖。(《邵氏医案》)

🌸【评议】　脉浮弦为风，此案为风痰之证，治用白芷、川芎、蔓荆子、荆芥辛散风木壅塞之气，桔梗、甘菊、前胡、杏仁、浙贝化痰祛风以止咳。本例实属外感头痛，与内伤无涉。

🌸 血虚肝郁致头痛验案 🌸

同谱王丹文之母，夏月染疫症，留连数月。屡易医，病渐去，而苦发热头痛，胸中烦扰。而性情反复，忽而不服药，亲邻力劝之而不肯也。一日头痛甚，丹文专车迎余，因视其病，以同谱故侄呼余，余亦伯母呼之。再三开导，乃许服药。诊脉则沉数，而肝部涩，左寸微。告丹文曰，此血虚肝郁也。专滋阴以润血，热当已，且乙癸同源，血润则肝亦舒，头痛亦当止，乃开归芍地黄汤，加薄荷、山栀以清之。二日后，丹文来，问之，则身凉而头痛止矣。又不服药，余以其病无碍听之。(《醉花窗医案》)

❀【评议】 此案血虚肝郁之证，贵在审证明确，药用归芍地黄汤以滋补肝肾，薄荷、山栀以清肝祛风，正合病机。

❀ 肝郁头痛以左金丸验案 ❀

又有杨姓名清礼者，鞋贾也，家颇居积，性好符咒，逢人辄谈丁甲，并以法水治病，时有小效，而其实胸中齷齪，块然痴物也。与其弟每同居，弟性好挥霍，然善理财，以故日用应酬诸费能源源接济无缺，兄则不能沾手。辛酉冬，其弟应武童子试赴府，礼忽大病，头痛如裂，身热如火。急请余治。灯下诊之，脉滑而数。告曰，此必有大不遂事，以致肝郁头痛，平肝痛自止。然何忽至此，暗询之乃知狎邪（妓院）之费，内外交迫也。乃处以左金丸，三更后颇可。适其弟入武庠①，报马络绎。礼不顾严寒，单衣而出，又召外感，次日病益甚。又请余治，余不耐与此辈交，峻绝之。杨日日易医，且医者日数人，而病转甚，将近狂。其弟问余，余曰：此系心病，非药石可疗，置而不问，过年当自已也。其弟笑颔之。除夕果

① 武庠：古代学校称庠，故学生称庠生，为明清科举制度中府、州、县学生员的别称。因此，文庠就是文秀才，武庠相当于武秀才。

以理气通腑为要。药用全瓜蒌、陈皮、苏梗、炙鸡金、火麻仁、法半夏、郁李仁、车前子、更衣丸以宽胸通腑、理气化湿，加天麻、黄芩炭、蔓荆子、白蒺藜以清肝疏风。

头痛从后项而上治案

右　风火上升，病缠两旬余。头痛从后项而上，暮夜发热，脉弦。须速为解散。

生鳖甲一钱五分，先煎　桑叶三钱五分　赤芍三钱五分
灵磁石三钱，生，先煎　　石决明一两，先煎　甘菊瓣一钱
土贝三钱，去心　连翘三钱五分　白蒺藜三钱　蔓荆子三钱
忍冬藤四钱　鲜荷叶一角（《曹沧洲医案》）

●【评议】　此案属风火上亢之证，治以清肝疏风，重镇潜阳之法。

风温湿热致头痛验案

左　头痛久不止，近增骨痛，脉数转弦。阴薄肝亢，外受风邪。拟清理之，再为培本。

桑叶三钱五分　秦艽二钱　石决明一两　陈佩兰三钱
五分，后下　白蒺藜四钱，炒去刺　苏梗三钱五分　赤芍三钱

五分　桑枝一两，切　　蔓荆子三钱五分　　荆芥三钱五分　　赤苓三钱（《曹沧洲医案》）

❀【评议】　此案木火上炎而发头痛，又加外感而见骨痛脉弦，故除清热、平肝、息风之药外，又加佩兰、荆芥、苏梗、等祛风除湿之品。

❀ 痰蒙清窍致头痛案 ❀

右　肝气撑胀，风湿痰交郁，头痛，胸闷，痰腻，神疲，脉软弦。防寒热，须加意慎养。

蔓荆子三钱　　旋覆花三钱五分，包　　枳壳三钱五分　　泽泻三钱　　白蒺藜四钱　　橘红一钱　　沉香曲三钱　　白杏仁四钱　　煅瓦楞壳一两　　法半夏三钱五分　　赤苓三钱　　鲜佛手三钱五分　　干佩兰三钱五分（《曹沧洲医案》）

❀【评议】　此案头痛伴见胸闷，痰腻，神疲，脉软弦，当属风痰湿相互为患。张景岳云："痰厥头疼，诸古方书皆有此名目，然以余论之，则必别有所因，但以头痛而兼痰者有之，未必因痰头疼也。故兼痰者必见呕吐、胸满、肋胀、或咳嗽气粗多痰，此则不得不兼痰治之，宜二陈汤、六安煎、和胃饮、平胃散加川芎、细辛、蔓荆子之类主之。"可与此案相参。

夏降浊化痰，其中半夏盐炙更助下行。可见本例之发热头痛，乃内伤所致，非外感风邪可比。

🌀 肝风渐至巅顶作痛治案 🌀

肝风头痛而起，渐至巅顶而痛，痛久不愈，木乘土位而面浮腹膨，中满拒谷矣。腑以通为用，肝以泄为主，拟方通与疏补兼进，得效再诊。

制首乌　郁李仁　苁蓉　紫石英　归尾　大麻仁　牛膝　藕汁（《上池医案》）

🌀【评议】　此案属内伤头痛，治以滋补肝肾，兼用通降，药用制首乌、牛膝、藕汁以滋补肝肾之津液，郁李仁、苁蓉、大麻仁润肠通下，紫石英以温肾镇摄降逆，归尾活血调血以除久病之瘀滞。寥寥数味而能疏补兼施，医者确有巧思。又案中"腑以通为用，肝以泄为主"是吃紧句，最值得品味。

🌀 厥阴肝风上扰致头痛案 🌀

头为诸阳之首，巅顶之上惟厥阴肝风可到。肝藏血，肝亏则风乘虚而入，非客邪风火可比，其风尽可熄不可散。

甘菊　料豆皮　当归　生地　山栀　陈皮（《上池医案》）

● 【评议】　此案为养血、柔肝、息风之法，药用甘菊、料豆皮、山栀清肝息风，生地、当归滋肝柔肝，陈皮以疏肝解郁，为治肝风头痛之常法。

痰厥头痛治以清肝火化痰饮治案

崇明熊天祥，肝家有郁火，胃中有痰饮，痰随火升，则头额作痛，痛极则呕吐酸水，肝火发越，则头痛止，脉息左手沉弦带数，右手沉滑。此痰厥头痛，俗名头风是也。理宜清肝火化痰饮之药为治。

柴胡　半夏　广皮　山栀　黄连　天麻　钩藤香附　夏枯草　茯苓　加生姜　竹茹

丸方：即以煎方加青皮、石膏、白芍，用生姜一两，竹茹四两，荷蒂三十枚，煎汤法丸。（《沈氏医案》）

● 【评议】　"肝家有郁火，胃中有痰饮，痰随火升"是本例的病理症结所在。治以清肝降火化痰之法，药用柴胡、山栀、夏枯草以清肝降火；天麻、钩藤以平肝息风；黄连、半夏、陈皮、茯苓、生姜、竹

可以效法，然所载药物未注分量，殊为可惜。

🌸 头痛以益气祛风汤治验案 🌸

益气祛风汤，此予在沈阳治玛三兄头痛之方也。初伊触怒头痛，服防风通圣之剂，数日未愈，延予诊视。两寸甚微，懒食嗜卧，气分虚备，遂立此汤，服一剂而痛减，二剂而愈。

益气祛风汤方：

人参一钱，如无人参以党参三钱代之　黄芪二钱，蜜炙
陈皮一钱　柴胡二钱　当归二钱，酒洗　白芍二钱，酒炒
甘菊花一钱五分　藁本一钱　蔓荆子一钱五分，研　炙甘草
一钱五分

引加生姜一片，煎服。(《鲁峰医案》)

🌸【评议】《证治准绳·头痛》："怒气伤肝及肝气不顺上冲于脑，令人头痛。"本案初起为肝逆头痛，治当疏肝降逆，误用汗下而现两寸甚微，懒食嗜卧等气虚之症，药用人参、黄芪以补虚，陈皮、柴胡以疏肝解郁，当归、白芍以养血柔肝，菊花、藁本、蔓荆子以祛风止痛，甘草调和诸药。识证明确，药达病所而获显效。

❀ 头痛以理血止痛汤治验案 ❀

理血止痛汤，此予治三弟妇头暴痛之方也。伊偶觉头痛，后自鱼尾上攻满头俱痛，坐卧不住，痛苦难忍。予诊视其脉，两寸俱涩，遂立此汤，服头煎而痛减，尽剂痛止而愈。

理血止痛汤方：

大生地四钱　当归三钱，酒炒　白芍三钱，酒炒　川芎一钱五分　甘菊花一钱五分　薄荷一钱　蔓荆子二钱，研　防风一钱五分　柴胡一钱五分　丹皮二钱　炙甘草一钱（《鲁峰医案》）

❀【评议】　方中菊花、薄荷、蔓荆子、防风、柴胡、丹皮为清肝疏风之品，生地、当归、白芍、川芎滋补营血，养阴柔肝。若遇血虚肝风、郁热上扰清窍为患，此方可效法应用。

❀ 头痛以消风解痛汤治验案 ❀

消风解痛汤，此予治七侄女肝热头痛之方也。伊每触悒郁则发头痛，牵掣目珠，疼痛难当，遂疏是汤，连服四剂痛止，后常服归芍地黄丸而愈。

生左牡蛎三钱　细生地三钱　炙甘草五分　清阿胶二钱　麦冬二钱　南枣三钱　大麻仁一钱五分（《也是山人医案》）

❋【评议】　本案为阴虚阳实之头痛，治用滋补肝肾，和阳息风之品，并加牡蛎以镇摄浮阳。此仿叶天士滋阴、养血、潜阳法治头痛案。

❋ 暑风热致头痛案 ❋

徐三四　暑风热头痛，宜清散。

鲜荷叶边三钱　鲜菊叶一钱　木通八分　羚羊角一钱　连翘壳一钱五分　黑山栀一钱五分　蔓荆子一钱（《也是山人医案》）

❋【评议】　此属外感头痛。暑风湿热达于上窍，治用清解疏散之法，药用连翘、蔓荆子、羚羊角、黑山栀子、鲜菊叶以清热降火，疏散风热；木通、荷叶以清暑利湿，诸药合用而暑热自解。

❋ 阴虚阳浮致头痛案 ❋

杨三三　阳浮头痛，暮热早凉，脉小音嘶，面赤肉瞤。此属谋虑伤肝，肝阳挟内风上冒，致有巅顶之疾。是内伤之症，非清散所能治之，复脉去参、姜、桂，加鸡子黄、白芍。

生鸡子黄—枚　细生地三钱　炙甘草三分　清阿胶三钱　麦冬—钱五分　南枣三钱　生白芍—钱五分　大麻仁—钱五分（《也是山人医案》）

　●【评议】　此案为阴虚阳浮之证。暮热早凉者，为阴虚、血虚之属；音嘶，面赤肉瞤亦为阴虚不能濡养之征。阳气浮越，故以复脉汤中去参、姜、桂等温补之药，而加鸡子黄等血肉有情之品。观其脉症，可加牡蛎以镇潜浮阳，则更助药力。

🦋 肝阳夹内风上冒致偏头痛案 🦋

　戴五九　左偏头痛，目眶净肿，肝阳挟内风上冒所致。

桑叶—钱五分　粉丹皮—钱五分　羚羊角八分　稆豆皮—钱五分　白甘菊—钱　连翘—钱五分　大生地三钱　赤芍—钱　加九孔石决明煅研,三钱（《也是山人医案》）

　●【评议】　左偏头痛，目眶净肿，显系肝阳夹内风上冒所致，故用药多为清肝息风，养阴柔木之品，颇合叶天士之治法。

🌸 产后上实下虚头痛案 🌸

王三六　阴气下泄，阳从上冒，头痛，巅顶尤甚，恶露已净，脉象左部细涩，明是液亏不司留恋其阳，为上实下虚之症。倘过用辛泄，恐伤阳气，预为复热之防，理议益阴，和阳熄风。

原生地四钱　河车胶一钱五分　生左牡蛎三钱　当归一钱五分　稽豆皮一钱五分　清阿胶另烊冲，一钱五分　云茯神一钱

又　头痛已缓，畏寒食减，带淋心痛。

苏叶六分　延胡炒，一钱　细生地二钱　稽豆皮一钱五分　丹皮一钱五分　川芎五分　川斛一钱五分　炙草五分　蛤粉炒阿胶一钱五分　加姜皮五分

又　液衰盗汗，少寐带淋。

川斛一钱五分　制首乌三钱　川芎炒，七分　淮小麦一钱五分　丹皮一钱五分　上清阿胶蛤粉炒，一钱五分　云茯神二钱　远志去心研炒，四分（《也是山人医案》）

🔵【评议】　产后阴血骤去，多见伤津少血之证。《金匮要略》专论新产妇人有三病：一者病痉，二者病郁冒，三者大便难。由于新产血虚，多汗出，喜中风，故令病痉；亡血复汗，寒多，故令郁冒；亡津液，胃燥，故大便难。所以其根本在于血伤津亏。本

案为"阴气下泄，阳从上冒"之证，故以益阴和阳息风，所用药物颇为中的。

🌸 水不涵木风阳上扰致头痛案 🌸

王　肾精消耗，肝血亏乏，水不涵木，风阳上扰，故有脑胀、头痛、耳鸣、目昏等症，兼之脾胃衰弱，纳化失职，饮食减少，呕吐原物。拟滋水涵木，调理中州法。

杭菊花——钱半，盐水炒　红杞子三钱　西洋参八分　生米仁三钱　生白芍——钱半　明天麻——钱半　生处术——钱半　紫瑶桂五分，冲　女贞子三钱　石决明三钱　鸡内金——具　炙西草五分（《阮氏医案》）

🌸【评议】　肝肾同居下焦，肝藏血，肾藏精，乙癸同源。患者精血俱亏，水不涵木，风阳上扰是其病理症结所在，故方用西洋参补气养精，杞子、女贞子滋养肝肾，菊花、生白芍、天麻、石决明以柔肝息风。因其脾胃虚弱，运化失职，则加白术、肉桂、米仁以温运中州，炙甘草以调和诸药。诸药合用，使肝、脾、肾三藏同调而疾病向愈。

附 论 文

❀ 三叉神经痛治法集粹 ❀

三叉神经分布区内呈反复发作的，阵发性短暂电击样或针刺样的剧烈疼痛，称为三叉神经痛。本病属中医"面痛""面风痛""头风""偏头痛""厥头痛"等病证的范畴。

中医认为，本病多由于风火上炎、寒凝经络和瘀血阻滞等因素而发生。临床除按辨证分型论治外，还有不少行之有效单方验方，包括内治外治和一些特色疗法，其中针灸疗法尤发挥重要作用，较之西医治疗有着不可替代的优势。

一、辨证论治述要

目前对三叉神经痛的辨证分型尚无统一标准，一般可分以下几个类型：

1. 风邪袭络型

证见一侧头面部阵发剧痛，来去骤然，伴有怕冷畏风的现象，往往冷水或冷风吹洗面部时发作加重，舌苔薄呈白色，舌质淡，脉浮紧。治宜祛风散寒，活血通络。方用川芎茶调散加减。常用药物川芎、荆芥、白芷、羌活、防风、细辛、薄荷、甘草之类。

2. 胃火上扰型

证见颜面部疼痛剧烈，面颊部有灼热感，面色红赤，心烦，口干口臭，喜喝冷饮，大便秘结，小便黄，舌质红，舌苔黄，脉搏动洪大而快速。治宜清胃，泻火，止痛。方用清胃散合玉女煎加减。常用药物升麻、丹皮、生地、当归、黄连、石膏、知母、石斛、麦冬、大黄之类。

3. 肝火上逆型

证见面部一侧阵发剧痛，面热眼红，痛时波及头角，心情烦躁，易发脾气，口中发苦，大便秘结，小便黄赤，舌质红，舌苔黄而干燥，脉弦数。治宜疏肝解郁，清热解痉。方用龙胆泻肝汤加减。常用药物龙胆草、夏枯草、石决明、焦山栀、黄芩、当归、生地、泽泻、杭白菊、槐米、钩藤、白蒺藜、地龙之类。

4. 风痰阻络型

证见面部阵发性疼痛，面颊部麻木，胸部闷胀，头昏身重，时常有痰涎吐出，舌体胖大，苔白腻，脉弦滑。治宜祛风化痰。方用半夏白术天麻汤加减。常用药物制半夏、天麻、白术、茯苓、川芎、陈皮、胆南星、僵蚕、甘草之类。

5. 气血亏虚型

证见面痛较久，其痛绵绵，两目畏光，午后更甚，神疲乏力，面色无华，心悸寐少，舌质淡，苔薄，脉弱。治宜益气补血。方用人参养荣汤加减。常用药物熟地、党参、生黄芪、茯苓、鸡血藤、制首乌、当归、白芍、白术、丹参、肉桂、陈皮、五味子、炙远志、川芎、甘草、大枣之类。

6. 瘀血阻滞型

证见面痛频繁发作，久治不愈，面色晦黯，舌质紫或有瘀斑，苔薄白，脉多弦涩，疼痛加剧如针刺刀割。治宜通经活络，活血化瘀。方用通窍活血汤加减。常用药物白芷、桃仁、红花、川芎、赤芍、当归、全蝎、蜈蚣之类。

二、单方验方选介

1. 芍药姜芷汤加味

【组方】白芷 10 克，僵蚕 10 克，川芎 10 克，菊花 10 克，钩藤（后下）15 克，全蝎 3 克，细辛 6 克，生白芍 20 克，炙甘草 10 克。

每日 1 剂，水煎分早、晚服，连服 15 剂为 1 疗程。

【功用】祛风通络，活血化瘀，止痛。适用于原发性三叉神经痛。

【加减】风寒阻络型可加川乌、羌活、桂枝、麻黄、防风；风热上袭者可加生石膏、黄芩、银花、连翘；痰湿壅阻型可加姜半夏、石菖蒲、白芥子；肝郁气结型可加柴胡、郁金、香附；阴虚阳亢型可加天麻、白蒺藜、牛膝；气血虚弱型可加黄芪、当归、党参；瘀血阻络型可加当归、桃仁、红花、蜈蚣等。

【疗效】共治疗 21 例，结果治愈 5 例，占 23.8%；显效 12 例，占 57.2%；有效 3 例，占 14.3%；无效 1 例，占 4.7%。总有效率 95.3%。

【出处】莫江峰. 四川中医，2009，27（1）：84

2. 定痛汤

【组方】川芎 30 克，白附子 15 克，制南星 15 克，天麻 12 克，僵蚕 12 克，白芷 15 克，羌活 12 克，全蝎 9 克，蜈蚣 2 条，荆芥 12 克，防风 12 克，细辛 5 克。

每日 1 剂，水煎早晚 2 次分服，10 天为 1 疗程。

【功用】祛风化痰除湿，通经止痛。适用于原发性三叉神经痛。

【加减】兼外感风热者加银花 12 克，葛根 15 克，生石膏 30 克以疏风散热；兼外感风寒者加桂枝 10 克以温散风寒；病程久者加桃仁 10 克，红花 9 克，元胡 10 克以活血通络止痛。

【疗效】共治疗 62 例，结果治愈 46 例，好转 12 例，无效 4 例。有效率 93.5%。

【出处】李银兰，等. 光明中医，2006，21（2）：42

3. 祛风化瘀汤

【组方】赤芍 15 克，钩藤 30 克，苍耳子 15 克，蔓荆子 10 克，荆芥穗 10 克，柴胡 10 克，薄荷 15 克，全蝎 6 克，蜈蚣 2 条，桑叶 20 克，菊花 15 克，细辛 6 克，川芎 15 克，甘草 10 克。

每日 1 剂，水煎分 2 次服，5 剂为 1 个疗程。

【功用】理气活血，息风泻火，散寒止痛。适用于原发性三叉神经痛。

【加减】风火上炎疼痛加石膏 30 克，黄芩 15 克，葛根 30 克；外感风寒加白芍 20 克，桂枝 10 克，羌活 15 克；气滞血瘀加丹参 20 克，延胡索 15 克，红花 10 克。

【疗效】共治疗 50 例，结果痊愈 42 例，显效 8

例。总有效率 100%。其中 1 个疗程治愈 32 例，2 个疗程治愈 10 例。

【出处】薛医昌，等. 中国民间疗法，2008，(7)：26

4. 四虫二蛇汤

【组方】全蝎 5 克，蜈蚣 2 条，僵蚕 10 克，地龙 10 克，白花蛇 5 克，乌梢蛇 10 克，白附子 5 克，川芎 10 克，细辛 5 克，防风 15 克，白芍 20 克，甘草 5 克。

每日 1 剂，分 2 次煎煮，各取汁 300 毫升混合后早中晚饭后 1 小时温服 200 毫升。

【功用】平肝息风，祛痰化瘀，通络止痛。适用于三叉神经痛。

【加减】兼胃火上攻者加生石膏、知母；兼肝火盛者加龙胆草、钩藤；兼风寒外袭者加荆芥、白芷；兼瘀血内阻者加桃仁、红花；兼风痰阻络者加半夏、天麻；兼阴虚风动者加龟板、鳖甲。

【疗效】共治疗 30 例，结果临床治愈 18 例，占 60.0%；显效 8 例，占 26.7%；有效 2 例，占 6.6%；无效 2 例，占 6.7%。总有效率为 93.3%。治疗 10 天 9 例，20 天 17 例，30 天 4 例，平均 18 天。治愈者半年后随访未复发。

【出处】王怀平. 实用中医药杂志, 2008, 24 (11): 706

5. 川芎茶调散加减

【组方】川芎 15 克, 荆芥 15 克, 防风 15 克, 羌活 10 克, 白芷 10 克, 薄荷 10 克 (后下), 甘草 5 克, 细辛 3 克, 全蝎 10 克, 蜈蚣 2 条。

1 剂, 水煎 2 次, 分早晚口服。

【功用】祛风散寒, 通络止痛。适用于三叉神经痛。

【加减】眉棱骨痛、流泪者, 加茺蔚子 10 克, 白芷增至 20 克; 病程长, 疼痛剧烈, 有瘀血阻滞者加生蒲黄 15 克, 灵脂 15 克, 桃仁 10 克; 阳明热盛, 大便干燥者, 加大黄 10 克 (后下), 黄连 10 克, 生石膏 30 克; 有抽搐性疼痛者, 加僵蚕 15 克; 痰多者, 加天南星 10 克, 半夏 20 克。

【疗效】共治疗 60 例, 结果治愈 38 例, 占 63.3%; 显效 11 例, 占 18.3%; 有效 5 例, 占 8.3%; 无效 3 例, 占 5%。总有效率 95%。服药最少 3 剂, 最多 30 剂。

【出处】赵建军. 中国现代药物应用, 2007, 1 (8): 28

6. 愈风通络汤

【组方】天麻 15 克，防风 15 克，荆芥穗 10 克，怀菊花 10 克，全蝎 10 克，蜈蚣 2 条，夜交藤 60 克，细辛 3 克，白芷 10 克，川芎 15 克，白芍 30 克，甘草 6 克。

每日 1 剂，水煎 2 次，早晚分服，10 剂为 1 个疗程。

【功用】祛风通络，镇痛。适用于原发性三叉神经痛。

【加减】若见头面疼痛剧烈，恶风怕寒，喜热敷或头巾包裹，遇凉风微吹即发作，苔薄白，脉浮缓者，此属风寒证，原方加黄芪 30 克，桂枝 10 克，白附子 10 克，以益气固表，温散风寒；若见头面剧痛，皮肤灼热，面红目赤，口苦烦躁，大便秘结，苔黄脉弦数者，此系风热证，原方加生石膏 50 克，大黄 10 克，黄芩 10 克，以清热疏风，泻腑通便；若头面疼痛发作日久，出现面部皮肤色黯粗糙，舌质青紫有瘀点，脉弦涩，此为久痛留瘀，原方加当归 15 克，桃仁 15 克，红花 10 克，赤芍 20 克，延胡索 15 克等品，以活血化瘀，通络止痛。

【疗效】共治疗 210 例，结果痊愈 136 例，占 65%；显效 64 例，占 30%；无效 10 例，占 5%。

【出处】王尚金. 河南中医，2005，25（4）：45

7. 桃红四物汤合止痉散

【组方】川芎15~30克，当归10克，赤芍12克，桃仁10克，红花10克，生地15克，白芷10克，柴胡10克，僵蚕10克，全蝎6克，蜈蚣2条。

每天1剂，水煎服，10剂为1个疗程。

【功用】活血通络，散外风，息内风。适用于三叉神经痛。

【加减】偏风寒者加白附子、细辛、防风；偏风热者加杭菊花、钩藤、石决明；痛止后面部、口唇发麻者加黄芪。

【疗效】共治疗27例，结果治愈11例，显效8例，好转6例，无效2例。总有效率为92.6%。

【出处】李廉诚. 现代中西医结合杂志，2003，12（17）：1872

8. 升阳散火汤

【组方】葛根、升麻各9克，柴胡、羌活、独活、防风、党参、白芍各6克，生甘草、炙甘草各3克，生姜3片，红枣4枚。

【功用】升阳清火解毒。适用于原发性三叉神经痛。

【加减】疼痛剧烈难忍加徐长卿9克；迎风诱发

加白芷 9 克；面部肌肉抽搐加全蝎粉 6 克（分吞），水牛角 30 克；高血压患者加羚羊角粉 0.6 克或水牛角 30 克；流泪加桑叶 9 克；唇舌边麻木加白附子 9 克；舌红口渴少津加生地 9 克，玄参 9 克；大便秘结加生石膏 30 克或大黄 6~9 克。

【疗效】共治疗 32 例，结果治愈 21 例（其中服药 1 周症状消失者 4 例；服药 2 周症状消失者 11 例；服药 4 周症状消失者 6 例，愈后 1～10 年内未见复发），有效 7 例，无效 4 例。经治的 32 例患者未出现任何副作用和心肝肾功能损害。

【出处】金能革. 安徽中医临床杂志，2002，14（1）：27

9. 散偏汤

【组方】白芷 6 克，川芎 30 克，白芍药 15 克，香附 6 克，郁李仁 10 克，柴胡 6 克，甘草 6 克，白芥子 10 克，细辛 6 克。

上药加水 500 毫升，文火煎至 150 毫升，早晚各服 1 次，10 日为 1 个疗程。服用 3 个疗程，服药期间停用一切止痛药。

【功用】行气解郁，活血通络止痛。适用于原发性三叉神经痛。

【疗效】共 128 例，痊愈 68 例，占 53.1%；有效

54 例，占 42.2%；无效 6 例，占 4.7%。总有效率 95.3%。

【出处】张贵华，等. 河北中医，2002，24（11）：828

10. 熄风定痛散

【组方】天麻、白附子、白芍、白芷、全蝎。

药量等分，研细末，每服 5 克，每日 3 次，1 个月为 1 疗程。

【功用】祛风通络，解痉止痛。适用于原发性三叉神经痛。

【疗效】共治疗 40 例，结果治愈 10 例，显效 17 例，有效 10 例，无效 3 例。总有效率为 92.5%，其中治愈、显效率为 67.5%。

【出处】李乐愚. 河南中医，2009，29（1）：60

11. 神经止痛散

【组方】川芎 20 克，荜茇 10 克，全蝎 10 克，蜈蚣 5 克，地龙 10 克，天麻 10 克，川牛膝 10 克。

共研细末，装入空心胶囊，每次 2.5 克，每日 3 次口服。

【功用】活血通络，息风定痛。适用于三叉神经痛。

【疗效】共治疗 128 例，结果缓解 68 例，占

53.1%；显效 50 例，占 9.1%；有效 6 例，占 4.7%；无效 4 例，占 3.1%。

【出处】王秀华，等. 河南中医，2007，27（4）：35

12. 清上痛汤

【组方】白芍 50 克，甘草 30 克，当归 10 克，木瓜 10 克，炒枣仁 20 克，白蒺藜 30 克，天花粉 10 克，桑枝 10 克。

每日 1 剂，水煎服，早、晚两次分服。5 剂为 1 疗程，治疗 2~3 个疗程。

【功用】柔肝息风，活血通络，镇静止痛。适用于原发性三叉神经痛。

【加减】烦躁易怒、口苦、面赤、大便干结者加大黄、黄芩、龙胆草；鼻塞、鼻窦部胀痛则颜面肿痛加重者加辛夷、苍耳子、白芷、薄荷；兼见牙龈红肿胀痛者，酌加葛根；舌苔滑腻者，加葛根、苍术；兼见前额或眉棱骨痛、项背强、头胀、恶风者，酌加防风、白芷、桂枝；兼见潮热、心烦、咽干、舌红少苔、脉细数者，酌加生地、鳖甲、丹皮、栀仁。

【疗效】共治疗 42 例，结果治愈 29 例，占 69.05%；好转 8 例，占 19.05%；无效 5 例，占 11.90%。总有效率为 88.10%。

【出处】高仲录，等. 陕西中医学院学报，2007，

30（5）：13

13. 顽痛宁

【组方】细辛 10 克，生石膏 50 克（先煎），白芷 15 克，青蒿 15 克。

温开水约 800 毫升浸泡 40 分钟。先煎生石膏 30 分钟，然后改为文火将细辛、白芷、青蒿等几味中药和石膏一块再煎 15 分钟，煎至约 500 毫升，分 2 次饭后早、中午各服 1 次。20 天为 1 个疗程。

【功用】温通经络，通窍止痛，滋阴降火，柔肝补肾。适用于原发性三叉神经痛。

【疗效】共治疗 168 例，结果痊愈 68 例，占 40.5%；显效 88 例，占 52.3%；有效 9 例，占 5.4%；无效 3 例，占 1.8%。总有效率 98.2%。

【出处】万静. 中国医药导报，2006，3（14）：270

14. 消痛散

【组方】葛根 150 克，生石膏 250 克，黄芩 100 克，柴胡 100 克，蔓荆子 60 克，钩藤 100 克，全蝎 120 克，蜈蚣 200 克，赤芍 100 克，细辛 50 克，生地、牛膝各 80 克，甘草 60 克。

研成细末，过 200 目筛，分装成 500 粒胶囊，每次口服 5~10 粒，1 日 3 次。

【功用】清热泻火，解痉止痛。适用于原发性三叉神经痛。

【疗效】共治疗 159 例，结果痊愈 76 例，占 47.3%；显效 69 例，占 43.4%；有效 12 例，占 7.54%；无效 2 例，占 1.26%。

【出处】王传兰，等. 黑龙江中医药，2000，(2)：47

三、外治方药举隅

1. 镇痛散

【组方】龙胆草、延胡索、鹅不食草、白芷、草乌、白僵蚕、羌活、青黛、川芎、赤芍、荆芥、防风、连翘、细辛。

共为细末，醋调为糊状，外敷患处，纱布覆盖，胶布固定。3 天换药 1 次。

【功用】清肝火，泄胃热，祛风通经，活血止痛。适用于三叉神经痛。

【疗效】共治疗 86 例，结果痊愈 71 例，占 82.56%；显效 9 例，占 10.47%；无效 6 例。总有效率为 93.02%。

【出处】高维军，等. 中国民间疗法，2007，15 (7)：12

2. 八仙膏、蠲痹通络饮

【组方】八仙膏：全蝎、生南星、僵蚕、白附子、细辛、路路通、炮山甲、冰片。

将以上药物分别研末过 100 目筛，用凡士林做基质制成外用膏剂，取八仙膏适量分别涂贴于相关穴位。Ⅰ支发病者涂贴下关穴、印堂穴、太阳穴、阿是穴（扳机点）；Ⅱ支发病者涂贴下关穴、四白穴、迎香穴、阿是穴（扳机点）；Ⅲ支发病者涂贴下关穴、颊车穴、承浆穴、阿是穴（扳机点）。然后用纱布敷盖，胶布固定，每周 3 次，每次 24 小时。

蠲痹通络饮：当归、川芎、地龙、蜈蚣、丹参、白芍、红花、羌活、制川草乌、生甘草。

每天 1 剂，水煎服，早晚各服 1 次。以上两药 1 周为 1 个疗程，连续观察 3 个疗程。

【功用】活血化瘀，通络止痛。适用于原发性三叉神经痛。

【加减】胃火炽盛内服药中加黄连、石膏；肝火旺盛内服药中加龙胆草、丹皮；瘀血阻络内服药中加乳香、没药；遇风痛重内服药中加白芷；久痛不止内服药中加制马钱子。

【疗效】共治疗 60 例，结果短期疗效（治疗 60 分钟后）：痊愈 20 例，显效 15 例，有效 17 例，无效

8例；长期疗效：痊愈 30 例，显效 16 例，有效 11
例，无效 3 例。

【出处】孟兆君，等. 医药世界，2006，(9)：146

3. 激光照射次髎穴

【组方】生川乌 30 克，生草乌 30 克，白芷 20
克，马钱子 10 克，黄丹 100 克，香油 300 克。

将以上四种药物用香油浸泡三天，然后用文火将
药炸焦去渣，掌握好火候进行炼油，既不让油冒烟又
要将油炼好，再将药渣取出研成细末加入黄丹和炼好
的油一块搅拌成膏状，切成小块备用。发作剧痛时将
药膏放在硬纸片或者厚一点布上依照疼痛部位剪成圆
形或长形的都可，利用气热或火热化软贴在患处，用
胶布固定好，每 3~5 日 1 次，一般 1~2 天可减轻疼
痛，连贴 2~3 次疼痛可全部消失。

【功用】镇静止痛。适用于三叉神经痛。

【疗效】共治疗 32 例，结果经治疗三次痊愈 28
例，占 87.5%；好转 3 例，占 9.4%；无效 1 例，占
3.1%。有效率达 96.9%。

【出处】李德富，等. 中医外治杂志，1997，(5)：
43

4. 克面痛散

【组方】荜茇、木鳖子、藿香、冰片，按照 5：5：

3∶1 的比例组成。

方中荜茇、藿香漂洗烘干（80℃），木鳖子去壳存仁。四药混合精研约 1 小时，过 180 目筛。贮瓶备用。应用时，将火柴头大体积（约 0.05 克）的克面痛散置纸折中，痛侧鼻孔对准药散，利用鼻孔吸气的力量将药粉吸入。首次应用在痛时吸入，隔 10 分钟再吸，以后隔 3 小时 1 次，每日 4 次。嘱患者吸力不可太大，以免吸至咽喉部而影响疗效。

【功用】宣泄阳明经郁热，清热散火。适用于三叉神经痛。

【疗效】共治疗 62 例，结果完全缓解 44 例，占 71.0%；显效 8 例，占 12.9%；有效 5 例，占 8.0%；无效 5 例，占 8.0%。

【出处】李澎涛，等. 中医杂志，1994，35（1）：35

5. 萝卜加米醋法

【组方】将萝卜 100 克切成丝，加米醋 50 克。

混匀后敷于病侧面部，30 分钟后取去。每日敷 3 次。轻者 10 天可愈，严重者 15~20 天可明显好转。

【功用】理气活血，清热解毒，散结止痛。适用于三叉神经痛。

【疗效】共治疗 36 例，结果治愈者 31 例，余 5 例明显好转。

【出处】孙孝红，等. 中国民间疗法，2002，10 (11)：28

四、其他特色疗法选录

1. 醒脑开窍针刺法

【选穴】内关、人中、三阴交。

【操作】先刺双侧内关，直刺 0.5~1 寸，采用捻转提插结合泻法，施手法 1 分钟；继刺人中，向鼻中隔方向斜刺 0.3~0.5 寸，用重雀啄法，至患者眼球湿润或流泪为度；再刺三阴交，沿胫骨内侧缘与皮肤呈 45°角斜刺，进针 1~1.5 寸，施提插泻法，使双下肢抽动 3 次为度。留针 30 分钟。10 次为 1 疗程，2 个疗程后统计疗效。

【功用】醒脑开窍，祛邪止痛。适用于三叉神经痛。

【疗效】共治疗 30 例，治愈 9 例，显效 16 例，好转 4 例，无效 1 例。有效率 96.7%。

【出处】李天伟. 宁夏医学杂志，2008，30 (4)：372

2. 温和灸结合针刺疗法

【选穴】患侧的颧髎、下关、颊车。若患侧存在"触发点"，亦用同法灸之。

【操作】将艾卷一端点燃，对准应灸的穴位，距离皮肤 2～3 厘米处进行灸烤，以局部皮肤感到温暖而无灼热感为宜。温灸的时间，每个穴位 20～30 分钟，在此治疗过程中，通过对温灸距离的调节，使患者的受灸部位始终感觉温暖舒适。主要针对有感受寒邪病史或对寒冷较为敏感的患者，或无明显诱因者，同时这些患者亦无内热表现的为宜。若患者有内热表现，如大便秘结，小便短赤，口臭等，则需要配合针刺治疗。针刺取穴：健侧的太阳、四白、下关、颊车，双侧的合谷。毫针采用提插泻法，行针 1～3 分钟，留针 30 分钟。疗程为 30 天。

【功用】温煦经脉，疏通阳明。适用于原发性三叉神经痛。

【疗效】共治疗 40 例，痊愈 15 例，显效 14 例，有效 6 例，无效 5 例。总有效率 87.5%。

【出处】杨阿根. 陕西中医，2007，28（1）：91

3. 齐刺疗法

【选穴】扳机点。配穴：额部痛加攒竹、阳白、头维、率谷、后溪；上颌痛加四白、颧髎、上关、迎香、合谷；下颌痛加承浆、颊车、下关、翳风、内庭。

【操作】取 1 支棉签，将棉花弄松散，轻轻扫过唇周、面颊及额部，找到诱发疼痛的点，即为扳机点，以0.5寸毫针3支分别缓慢捻转进针，进针时各针尖相隔约0.1毫米，以中间支为中心，余2支针尖相对均指向中间支，浅刺，深度一般不须过真皮。上述配穴均针刺，用泻法，不加电刺激，留针时间半小时，严重者可留针1小时。每天1次，10次为1疗程。疗程间隔3天。

【功用】疏通经络，调理经气，祛寒止痛。适用于原发性三叉神经痛。

【疗效】共治疗58例，结果痊愈51例，显效4例，好转2例，无效1例。总有效率98.28%。

【出处】黄雪梅，等. 新中医，2003，35（6）：43

4. 电针配合刺络拔罐疗法

【选穴】取患侧攒竹、四白、下关、地仓、合谷、风池。眼部痛者，加丝竹空、阳白、外关；上颌部痛者，加颧髎、迎香；下颌部痛者，加承浆、颊车、翳风、内庭；风寒证者，加列缺；风热证者，加曲池、尺泽；气血瘀滞者，加太冲、三阴交。

【操作】针刺得气后，将输出电位器调至"0"位，负极接主穴，正极接配穴，打开电源开关，选好波型，慢慢调高到所需输出电流量，通电30分钟。电针结束后，选颊车、地仓、颧髎穴，用三棱针刺3~5毫米，轻轻挤压针孔周围，使出血少许，然后行闪罐法，隔日 1 次。

【功用】温经通络，祛湿除寒，行气活血，消肿止痛。适用于三叉神经痛。

【疗效】共治疗 125 例，治愈 102 例，好转 13 例，无效 10 例。有效率 92%。

【出处】邢健莉. 山西中医，2006，22（5）：41

5. 九针疗法

【选穴】主穴：下关。配穴：框上神经痛加太白、鱼腰、丝竹空；框下神经痛加四白；第三支痛加承浆、颊车、地仓。

【操作】针具用细火针及师氏毫针。针法：下关穴以细火针直刺 2～3 寸，使患者产生强烈针感，留针 30～60 分钟，同时以酒精灯烘烤针柄，使热力往里传导。其余各穴使用师氏毫针，留针 30～60 分钟。隔日 1 次，以 1 个月为 1 疗程。

【功用】消肿止痛。适用于三叉神经痛。

【疗效】共治疗 32 例，痊愈 28 例，好转 3 例，无效 1 例。总有效率 96.78%。

【出处】汪志成. 湖南中医杂志，2006，22（1）：33

五、中医药治疗的优势

中西医对三叉神经痛各有疗法，就西医学而言，近年来对本病的治疗虽然取得了一定的进展，但无论药物抑或手术治疗，因其存在着较大的副作用及手术并发症的局限性，因此使治疗受到了制约。中医治疗方法灵活多样，如中药治疗具有药源丰富，价格低廉，安全有效等优点，尤其是中医强调辨证论治，注重整体调节，既治本又治标，常能收到改善全身状况和缓解或控制局部疼痛的满意效果，且疗效比较稳定持久，不易复发。这里更值得一提的是，针灸包括体针、水针、电针等，是目前治疗本病最有效的方法，不仅止痛效果迅速，而且应用方便，经济安全，已被广泛应用于临床，受到患者的青睐。这些均是中医治疗本病的突出优势，应予充分肯定。

六、小结与展望

三叉神经痛是难治性疾病之一，患者常痛苦不堪，严重影响工作和生活。中医对本病的治疗，从上述文献资料来看，的确具有一定的优势，特别是针灸和一些特色疗法，在临床上发挥很大作用，深受病员的欢迎。在中药方面，虫类活血止痛药物的广泛应用，对提高疗效起到了有益的作用。但我们也应清醒地看到，目前中医对本病的治疗尚存在着不少亟待解决的问题，诸如临床疗效评估缺乏统一的标准；中药剂型大多以汤剂为主，服用不够方便，不能适应现代不断加快的生活节奏，剂型急需进一步改革。本病治疗上的关键问题是快捷止痛，减少和防止复发。有鉴于此，我们认为今后除了急需解决上述所存在的问题外，更重要的，应该是寻求具有高效、速效、长效的新药物、新疗法。此外，还须进一步发扬中医"治未病"的学术思想，在未病先防，已病防变和已瘥防复三个环节上着力，把防治本病提高到一个新的水平。（录自王英、盛增秀主编的《常见优势病种治法集粹》人民卫生出版社 2009 年 12 月出版，本文做了调整与修改）